JN295833

脳のなかの倫理 脳倫理学序説

マイケル・S.ガザニガ

梶山あゆみ訳

The Ethical Brain

Michael S. Gazzaniga

紀伊國屋書店

脳のなかの倫理 脳倫理学序説

マイケル・S.ガザニガ

梶山あゆみ㊙

Michael S. Gazzaniga

The Ethical Brain

Copyright © 2005 by the Dana Press
Japanese translation rights arranged with the Dana Press through
Owl's Agency Inc.

本書に寄せられた書評から

脳の研究は、科学のみならず哲学の分野においても二一世紀で最も注目を集めるテーマである。もしも現代科学が語るとおり、私たちが脳という化学的アナログコンピュータに操られるロボットにすぎないとしたら、倫理にかなった行動という古風な概念はどこに位置づけられるのか。その問いに答えるのに、世界で一、二を争う傑出した実験神経科学者であるマイケル・ガザニガほど適任の人物はあるまい。これは刺激に満ちた、きわめて読みやすい本である。

――トム・ウルフ（作家）

この本が数千年前に書かれていたら、多くの苦しみが避けられたかもしれない。本書はじつに重要な問題を提起している――理性と倫理に基づく行動規範を形作るうえで脳にかんする知識がどのように役立つのか？　私たちの行く手には、人間どうしが互いにどう接すればいいかという大きな問題が横たわっている。この魅力的な本は、その問題解決に向けて私たちを歩み出させてくれる。

――アラン・アルダ（アメリカ公共放送サービスの科学番組『サイエンティフィック・アメリカン・フロンティアーズ』の司会者）

マイケル・ガザニガは卓越した脳科学者であり、人間の行動を鋭い目で観察している。本書は、私たちの脳がどうやって信念を生み出すのか、また私たちにとって最善の信念を選ぶにはどうすればいいかを、豊かな学識を織り交ぜつつウィットに富んだ巧みな文章で綴った書である。

——ロバート・ベイゼル（NBCニュース健康・科学担当主任記者）

豊かな思考の糧となる素晴らしい一冊。ガザニガは現代におけるきわめて難しい倫理問題に、知性と洞察をもって力強く取り組んでいる。

——ダイアン・アッカーマン（『感覚の博物誌』（河出書房新社）の著者）

ヒトはいつ人になるのか？　人はいつ人でなくなるのか？　人類共通の道徳はあるのか？　世界を代表する認知神経科学者であり、同分野から唯一「大統領生命倫理評議会」に加わるマイケル・ガザニガは、こうした根本的問題の背後にある科学的データを提供してくれる。彼の刺激的な本は、研究者のみならず私たちすべてに対して、脳研究と倫理問題についての新たな気づきを与えてくれる。

——マイケル・ポズナー（オレゴン大学心理学名誉教授）

認知神経科学の第一人者、マイケル・ガザニガが、読みやすさと説得力を兼ね備えた文章で自らの見解を述べる本を書いた。本書は、現代の脳神経科学が、倫理、宗教、および公序良俗にかかわる問題と交差する場面で生じる重大な課題を浮き彫りにしている。

——スティーヴン・E・ハイマン（ハーヴァード大学教務担当副学長）

知識も倫理もない部屋で
無駄に若い命を落とした
L・ゴードン・ベイリー*を偲んで

*（訳注） ベイリーは、コロラド大学の一年生になったばかりの二〇〇四年九月、男子学生社交クラブの入会儀式で無理やり酒を飲まされ、急性アルコール中毒で死亡した。

目次

謝辞

脳神経科学の研究室で人生を送ってきた者にとって、倫理や道徳の問題について本を書くのは容易なことではない。書こうと思った理由ははっきりしている。私のように神経系の仕組みを調べている人間、とくに脳がどうやって認知や自己認識を生み出すかを研究している者は、すでに十分大きなテーマに取り組んではいるのだが、そろそろもっと大きな問題に手をつけるべきだと考えたからだ。本書が生まれるまでの道のりは長く、有能で素晴らしい大勢の人の力を借りねばならなかった。ダートマス大学の好奇心旺盛な学部生や、聡明で疲れを知らない大学院生にポスドクのフェロー（特別研究員）。同僚たちも私を助けてくれた。もちろん、才能溢れる私の家族も忘れるわけにはいかない。

まずは学生たちから。二〇〇二年の冬、私の脳科学ゼミでは新しいテーマに取りかかった。近年、脳の発達や老化、脳の強化、信念を生み出す脳メカニズムなど、脳のさまざまな側面について基本的な事柄の解明が進んでいるが、それが現実の社会にどんな影響を及ぼしうるか、また倫理上の問題点は何かについて検討を始めたのである。本書で伝えようとした考えの多くは、ゼミで議論に議論を重ねた結果として生まれたものだ。学生たちに感謝したい。

ゼミには参加していなかったダートマス大のふたりの学生も、のちに脳神経科学の視点から見た倫理問題に興味を持つようになった。そのひとり、ジェイコブ・ワルドバウアーと私は、司法の場における自由意志の問題に取り組んだ。彼はその後スタンフォード大学の大学院に進み、今はマサチューセッツ工科大学とウッズホール海洋研究所の共同後援プログラムで宇宙における生命の性質を研究している。その道を選ぶか、ワイオミングでギター作りをするかの二者択一だったというからおもしろい。

もうひとりの学生、ミーガン・スティーヴンは、ダートマス大での課程を終えてローズ奨学生［イギリスのオックスフォード大学で学ぶ優秀な留学生に支給されるローズ奨学金の受給者］になろうとしていた頃、倫理問題に強い関心を持っていることを明らかにした。オックスフォード大に留学する前には、一時期ではあるが大統領生命倫理評議会のメンバーも務めている。その後もミーガンは、脳神経科学の研究を進めながら倫理問題への興味を深めていき、本書の土台となる基礎情報の収集を手伝ってくれた。しかも、どうにかして自分の博士課程の研究も仕上げながらである。また彼女と私は、本書とは別に「自由意志と法」と題する論文を書いた。この論文に手を加えた文章が、本書の一部になっている。インターネットのおかげで、私たちはひとつの知の共同体として協力を続けられた。本書で伝えたかったメッセージは、次世代の脳神経科学者たちに重大な倫理問題を認識してほしいということである。その問題には、脳神経科学で扱えるものもあれば扱えないものもある。すでにそれに気づいているミーガンは、本書の意図を体現した存在と言っていい。彼女の優れたリサーチがなければ、本書を書くことはできなかった。

敬愛する同僚で哲学者のウォルター・シノット＝アームストロングは、貪欲に人生を楽しもうとする人間であり、初学者——この場合は私——に哲学の複雑な問題を教えるのが大好きである。彼は、人がなかなか真似できないことをしてくれた。自分の時間を割いて、他人の仕事をよくするために努力したのである。彼はすべての章を読んで、そのひとつひとつについて批評や助言をしてくれた。この場を借りてお礼を言いたい。

私にマーリンという娘がいたことも、非常に幸運だった。マーリンは複雑なテーマについて文章を書いたり、それを編集したりするのが得意だ。なにしろ、劇作家にしてサイエンスライター、編集者にして女優兼プロデューサーと、ほとんど何でもできる女性なのである。何より素晴らしいのはその批評眼だ。「パパ、この章は支離滅裂だわ」。この言葉が出たら最初からやり直し。おかげでようやくまともな文章になった。彼女にはどれほど感謝しても足りない。

最後に、デイナプレス社とジェイン・ネヴィンズに感謝の言葉を述べたい。テキサスでの評判どおり、ジェインは本当にたいした人物である。原稿を丹念に読み込み、指摘にはいっさいの容赦がない。ここはすごくいい、ここはだめ、この章はなくす、この章は書き直し、等々。そうしているうちに本ができあがった。ジェインをはじめデイナプレスのスタッフには、重ねて心よりお礼を申し上げる。

もちろん、いやがおうにも巻き込まれてしまった人たちも大勢いる。私の素晴らしいアシスタントのレベッカ・タウンゼンドしかり、原稿の一部ないし全部に目を通してくれた多くの人たちもしかりである。ここまで来るのは大変な道のりだった。今は喜んで次の世代の脳科学者たちにバトンを渡したい。今度は君たちが、本書で提起したさまざまな問題を深め、かつ広げていく番だ。すべての人に感謝を。

ヴァーモント州シャロンにて
マイケル・S・ガザニガ

はじめに

何年か前、シカゴ大学の生命倫理学者、レオン・カスから電話をもらった。カスはジョージ・W・ブッシュ大統領から、新たにできる生命倫理評議会の議長に任命されたばかりだった。カスは私に、興味があったら評議会に加わってくれないかと言う。ちょうど9・11の恐怖を経験してまもない頃であり、アメリカ人の誰もがどうすればこの国の役に立てるかと考えていた。私は一も二もなく引き受けた。今に至るまで、その決心を悔いたことはない。

とはいえ、どんな任務になるのかまるで見当がつかなかった。引き受けてはみたものの、それまで生命倫理の問題など深く考えたことがない。心配はいらないとカス博士は請け合う。たしかに生命倫理の問題を討議する場になるが、専門家が集まる委員会とは違うとのこと。生命倫理の研究者に科学者は少なく、ほとんどが哲学者や神学者、あるいは公序良俗の問題に関心のある有識者などである。できるだけ多彩な分野からメンバーを招いて、いろいろな意見を聞くのがカスの狙いらしい。私の役目は、脳神経科学の問題について助言することのようだった。

自分がいささか場違いのように感じながらも、第一回目の会合に向かった。とりあえず今日は様子を見るだけにし、みんなの意見に耳を傾けて勉強すればいい。そう自分に言い聞かせていた。そもそも生命倫理学は、医学の進歩に伴って生じた倫理上の問題を検討するための研究分野で、臓器移植や脳死判定などがテーマとなる。私は博士ではあっても医学博士ではなく、しょせんは門外漢である。それでも、脳神経科学にかかわる問題が出てくれば、喜んでできるかぎり正確な情報を提供するつもりでいた。

私が当初こんな心積もりでいたなんて、知人が聞いたらさぞ可笑《おか》しがるだろう。結局みんなの予想どおり、私は黙っていられなかった。最初の討議テーマは胚性幹細胞（いわゆるＥＳ細胞）の研究だった。私に言わせれば、絶対に必要な研究分野である。ところが、メンバーの多くは異議を唱えた。その理由というのが、生命倫理はおろか科学ともまるで関係があるように思えない。やがてはっきりしてきた。個人の主観を脇に置いて判断すべき事柄でも、それぞれの信条が影を落とすのだと。私は脳が心を生み出す仕組みを研究してきたので、人の信念がどうやって生まれるか、どうやって深まるかについてある程度は理解している。思えばこの問題には、子供の頃から心惹かれてきた。私はカトリック教徒として育てられ、隣りの家の少女はプロテスタント。宗派が違うだけなのに、私たちが固く信じていることはずいぶんと違っていた。同じキリスト教徒どうしでもそうなら、イスラム教徒や仏教徒などとはどれだけ大きく隔たってしまうだろう。そこまで極端でないにしても、人の信じるところは十人十色である。なぜ強い信念が心に根をおろすのかを突き止めることが、私の研究生活の目標となってきた。本書でもおいおい見ていくが、人間の脳には信念を生み出すメカニズムが存在する。一度その仕組みを知れば、どんな信念体系であれ絶対とは思えなくなるものだ。だから、評議会の会合の場で、体の衰弱を伴う病気の治療法が今後どうあるべきかや、この国の科学研究がどの方向に向かうべきかまでもが、そうした絶対とは言えない基準で決められていくのを見て、私は興ざめる思いだった。生命倫理の問題に、脳神経科学者が口を挟める余地はたくさんあるのではないか。しだいにそう考えるようになっていった。

ちょうどその頃、『ニューヨークタイムズ』紙のコラムニスト、ウィリアム・サファイアが「脳（神経）倫理学（Neuroethics）」という新語を作り、「人間の脳を治療することや、脳を強化することの是非を論じる哲学の一分野」と定義した。[1] この意味で考えるなら、脳神経倫理学は生命倫理学から枝分かれしたものと言える。生命倫理学が誕生し、その内容が定義されたのは、科学の進歩に伴って医療倫理では収まりきらない問題を専門に検討する必要が生じたためだ。遺伝子操作や生殖医療、あるいは脳死判定などにおいて、何が許され、何が許されないかを考えるのである。生命倫理学が扱うこうしたテーマには、たしかに脳神経科学の視点から眺められるものも少なくない。したがって、生命倫理の問題のうち、脳や中枢神経系がかかわるものを扱うのが脳神経倫理学だとの見方はできる。

しかし、脳神経倫理学は、たんに脳のための生命倫理というだけのものではない。脳神経倫理学という分野が成長するにつれ、扱うべき範囲を広げてその使命を見直す必要に迫られている。これまでのところ、脳神経倫理学における議論もやはり科学者ではない人々が中心になってきた。そろそろ脳神経科学者がこの喧喧諤諤《けんけんがくがく》のなかに飛び込むときだろう。私は脳神経倫理学をこう定義したい——病気、正常、死、生活習慣、生活哲学といった、人々の健康や幸福にかかわる問題を、土台となる脳メカニズムについての知識に基づいて考察する分野である、と。脳神経倫理学は治療法を模索する学問ではない。個人の責任を、できるだけ広い社会的、生物学的視点から捉えようとするものだ。脳神経倫理学は、脳から得られた知見に基づく人生哲学を模索する研究分野であり、またそうあらねばならない。

脳神経科学と倫理学の複雑な関係

この本を書き始めてすぐに、脳神経科学と倫理学にはおもしろい特徴があるのに気づいた。ふたつの指し示す方向が、一致するとはかぎらないのである。私がこれまで研究室で行なってきたことは、脳の仕組みについて、再現可能で客観的に証明できる疑問の余地のない真実を見つけることだった。私自身やほかの研究者の数々の発見が、私の世界観に影響を及ぼしてきた。本書を書こうと思ったのも、脳神経科学が突き止めた動かしようのない事実があれば、多くの倫理問題に新しい光を投げかけられる、いやそうでなくてはならないと信じていたからである。私は大統領生命倫理評議会のメンバーとして、科学を恐れる気持ちがさらなる研究の道を閉ざす場合があるのを目の当たりにしてきた。新しい知見が、「倫理に反した」用途に用いられる懸念があるためだ。老化の研究が目指しているのは不老不死ではないか。ＥＳ細胞の研究は、人になるべき命の破壊に等しいのではないか。受精卵の着床前診断はヒトラーへの逆戻りではないか、と。私はこうした恐れがばかげていることを明らかにしたかった。脳神経科学から学んだ事実を踏まえれば、ある種の問題については私たちが確実に倫理にかなった選択をすると、「証明」できる自信があった。

ところが、である。科学者としての私は、かならずしもそううまくはいかないのを思い知る。たしかに科学から学ぶことは多い。その一方で、脳神経科学がひとつの方向を指し示していても、私自身は理屈に合わないと知りながら別の方向に気持ちが傾くのを止められないときがある。老化研究と安楽死の問題がそのいい例だろう。認知症などのせいで、認知機能や自己意識が完全に失われた人については、安楽死を選ぶのが科学的に考えて妥当だとの見方もあるかもしれない。しかし私は、そういう選択肢が妥当だとの考え方をとうてい受け入れられない。ほかの評議会メンバーがES細胞研究に異議を唱えるのも、これと同じ気持ちがあるからだろうか。脳神経科学に基づく明確で厳然たる事実が通用するのはどこまでで、どこからが倫理の領域に入るのか。このふたつの分野が重なり合う部分について考えることが、本書のテーマである。出版社の編集者も、当然ながら読者も、脳神経倫理学のさまざまな問題に私が明快な答えを出すのを期待しているだろう。だが、期待に応えられるケースばかりではない。もちろん科学者としての経験をもとに、現時点でわかっている事実を明らかにし、その意味するところを掘り下げ、自分の考えを述べたいとは思う。しかし、本書の構想を練っていたときに気づいたように、私は理性に基づく科学的な判断とは別のところに自分なりの倫理感を持っている。本書では、そのふたつがどこで分かれるのかを探っていこうと思う。また、最終的には、すべての人間に生まれながらに備わる倫理感があるのか、あるとすればどのようなものかを考えてみたい。はたして人類共通の倫理なるものはありえるのだろうか。

脳神経倫理学の使命

私がとくに実現したいと思っているのは、脳神経倫理の議論から「滑り坂論法」をなくすことだ。評議会の報告書を見ても、この論法に基づく考察がいかに多いことか。Aという行為を行なえば、坂を滑り落ちるように非倫理的な行為であるBに行き着くにちがいないから、Aを行なうのは倫理上許されないと説く。倫理学者はこんな極論をふりかざして市民の不安を煽り、少しでも科学者のわがままを許せばどこまでもつけあがると匂わせている。はっきり言って、こうした論法はほとんどが飛躍のしすぎで、現実を超えたサイエンス・フィクションの領域に入っている。「ヒューマンジー」の恐怖はそのいい例だろう。科学者が、最新の遺伝子操作技術で人間（ヒューマン）とチンパンジーを掛け合わせるのではないかとの恐れがあるために、ヒューマンジーが作られる可能性を持ち出すだけで、急に誰もが、ヒトのES細胞をマウスに移殖する研究に不安を感じ始める。その研究から、パーキンソン病やアルツハイマー病などの治療法が見つかるかもしれないのに。

生体や脳の研究がこれほどの不安を掻き立てるのはなぜだろうか。変化を恐れる気持ち？　だが、浴室が登場したのはわずか三〇〇年前にすぎない。変化が良い結果をもたらす場合もある。未知のものへの恐れ？　だが、火星人がいるかもしれないといって、火星に着陸するべからずと訴える倫理学者はいない。新しいテクノロジーが悪用されることへの不安？　たしかに私たちは、核爆弾の恐ろしさを知りながら、いまだに作り続けている。だが、現実を眺めてみてほしい。研究室からはプラスの成果が生まれるほうが圧倒的に多く、おかしな用途が考え出されるケースはごくわずかでしかない。かりにどこかの研究室が、映画『ブラジルから来た少年』［ヒトラーのクローンを作ろうとするナチの残党を描いた一九七八年の作品］の現代版ともいうべきクローン作りに邁進していたとしても、大勢《たいせい》に影響はない。私たちは善悪を区別できる社会集団であり、そうした行きすぎをけっして許さないからだ。歴史を振り返れば、常軌を逸した現象はたしかに繰り返し現れてきた。常軌を逸した独裁者。常軌を逸したファッション。常軌を逸した薬物。その一方で、人間がそれらを取り除いてきたのもまた事実である。極端な結末を恐れるあまりに好ましい変化まで妨げようとするのは倫理に反しているし、政治や社会福祉の観点からも妥当な判断とは言えない。

科学が掻き立てる一種独特な恐怖の正体は、異常なものが作られることへの恐れではなく、科学によって自分という存在に対する見方の枠組みが変わることへの恐れなのだと思う。脳神経倫理学がなすべき仕事は、人間の本性とは何か、私たちは他者とどのように相互作用できるのか、またすべきなのかを、脳の研究から得られた知見をもとに明確にすることである。

脳神経科学は、ひとつのきわめて重要な事実を教えてくれる。脳は何かを信じたがる、ということだ。私たちの脳には、信念を作り上げる仕組みができている。信念が作られるときに影響を及ぼすのが、私たちの文化であり環境である。つまり、同輩の仲間や年長者から、さらには社会や宗教から何を教わるかによって信念は左右される。とはいえ、ある種の信念には、明らかに「間違っている」とわかるものがある。たとえば、女性性器切除がそうだ。女性性器切除は、いくつかの民族で古くから行なわれている習慣で、これをなんとか廃絶しようと西側諸国が立ち上がっている。教育を受けた人間であれば、女性性器の切除になんら正当な理由を見出すことができない。だから私たちは、アフリカに赴いてこの習慣をなくそうと闘っている。私が言いたいのはこういうことだ――形作られたときには妥当に思える信念であっても、科学によって脳の仕組みがいくつか明らかになった今、そうした信念を進んで改める姿勢を持たなくてはならない、と。たとえば左脳には、自分の行為や自分が感じる現在の状態について、なぜそうなのかの理由づけをし、何らかのパターンを見出そうとするメカニズムがある。自分についてだけでなく、他者の行動や他者の心の状態にかんしてもその理由を推し量ろうとする。こうした左脳の働きが、今ある現実に対する信念を作り出すのだ。このメカニズムがどれだけ正確に働くかは、ひとえにどれだけ正確で質の高い情報を得られるかにかかっている。世界の本質についての私たちの知識が、より広い範囲を正確に網羅できるようになれば、私たちの世界観や世界に対する信念もまた、より視野が広がり、かつ正確になっていく。

いちばん変えにくい信念は信仰であるらしい。宗教の教えは心に深く根をおろす。人がそれを捨てるのを恐れるのは、捨ててしまったら世界から道徳の核が消えるような、私たちを導く指針が失われて人生に何の意味もなくなってしまうような気がするからだろう。そうなったらたしかに恐ろしい。だが、最新の脳神経科学は、こうしたことが起きないと告げているように思う。過去のさまざまな時代において、その時代時代の現実がなぜそうなのかを説明しようとしていろいろな物語が作られてきた。信仰はおそらくその物語から生まれたのだろう。そうした物語を作ることができたのは、人間がいつの時代も善悪の判断能力を持っていたからではないか。簡単に言えば、道徳上の問題で難しい選択を迫られたとき、すべての人間が生物として同じ反応を示す、つまり人間の脳にはある種の倫理感がもともと組み込まれているという考え方を私は支持したい。そうした生得の倫理に早く気づき、特徴を明確にし、その倫理に従うことで、より充実した人生を歩み出せればいいと私は願っている。今の私たちは、その倫理にほとんど無意識に従っているだけだ。だが、もっと意識して従いながら生きようと誰もが心を決めれば、苦しみや戦争や対立はかなり少なくなるのではないか。自分自身を違った目で眺めるなど、考えるだけで怖いと思うかもしれない。だが、何が許せる行為で何が許せない行為なのかを考え直すことと、ヒューマンジーの可能性を思いめぐらすことでは、どちらが恐ろしいだろうか。

本書は、誕生まもない新しい分野を探求したものである。すべての問題について結論を出せるわけではないが、いくつかの答えを示していきたい。本書を叩き台として、読者がさまざまな問題を考え、意見を戦わせてくれれば幸いだ。社会において、また私たちの生き方において、脳神経科学がどんな役割を果たせるのか、また果たすべきなのか。議論を通じて理解を深めていってほしい。

第1部

脳神経科学からみた生命倫理

1章

胚はいつから人になるのか

今日、生命倫理をめぐっていろいろな議論があるが、その多くは、突き詰めるとひとつの重要な問いに行き着く。倫理的な視点から見て、胚をどの時点から人とみなすべきか、だ。胚を、あるいは胎児を［ヒトの場合は妊娠八週末までを胚、それ以降を胎児と呼ぶ］、どの段階から私たちの一員に迎え入れればいいのだろうか。出発点が受精卵であるのは間違いない。受精卵は細胞分裂を繰り返して胎児へと成長し、最後には赤ん坊となって生まれてくる。ひとりの人間の生命が受精卵から始まるのは疑いようのない事実だ。と同時に、受精卵が「人としての」始まりではないのもまた明らかだろう。合体前の精子と卵子に生命があるとしても、それはほかの動物や植物に生命があるのと大差がないからである。だとすれば、ヒトの胚を出生後の赤ん坊と同じように、いや、それをいうなら生きているすべての人間と同じように、人としての尊厳を備えたものとして扱うのは正しいのだろうか。生命倫理学者は、この疑問になんとか答えを出そうと奮闘を続けてきた。どこから人になるかの線引きをすることは、堕胎、体外受精、医療目的のクローン研究、ＥＳ細胞研究など、広範な分野に影響を及ぼす。世界は理にかなった答えを求め、議論に決着がつくのを待っている。

　この問題は、従来の生命倫理学ではカバーしきれない領域を、脳神経倫理学が扱えることを示すよい例と言える。倫理上の難問に、直接的にせよ間接的にせよ神経系がかかわっているときには、脳神経科学者から意見を聞くといい。彼らはいわば蓋のなかを覗きこみ、生物が実際にどういう状態にあって、どういう状態にないのかを知る手助けをしてくれる。言い換えれば、その生物に脳が存在しているか、存在するとして、何か意味のある活動をしているのかを教えてくれるのだ。

　脳神経科学者は、脳という、人間を人間たらしめている器官を調べている。私たちが意識を持って生活を送ることができるのも、脳のおかげだ。脳のなかで思考に携わっているのはどこで、携わっていないのはどこかを、脳神経科学者は日夜研究している。脳神経科学の視点から倫理の問題を考えれば、胚や胎児を人としてみなせるか否かを判断できるように思える。精神活動を可能にする生体組織の有無、つまり、胚の脳の働きが精神活動を生み出せるレベルにあるかどうかを突き止めればいいのだから。現代の脳神経科学をもってすれば、その答えを出すのも不可能ではない。ところが、どれだけ明白な証拠があっても、理性と科学に基づく事実を倫理問題に当てはめようとすると、きまって壁に突き当たる。

胚が意識を持つまで

精子が卵子に出会うと胚はすぐに任務を開始し、細胞分裂と分化を延々と繰り返す。胚は、合体した二個の細胞から出発して、最後には約五〇兆個の細胞でできた人間に成長しなくてはならない。[1] だから休んでいる暇などない。受精後わずか数時間で、胚には三つのはっきりした層が現れる。この三層はのちに、内胚葉、中胚葉、外胚葉となり、それぞれが多種多様な器官や組織に分化して人間の体を作り上げていく。外胚葉からは神経系が生まれる。

胚が成長を続けて数週間がたつと、外胚葉にできた神経管の底部からニューロンなどの細胞が生まれて中枢神経系が作られ、神経管の真上に接する神経堤からは末梢神経系、つまり脳や脊髄以外の神経ができる。神経管の中空の部分が、脳では脳室（脳内の空洞）となり、脊髄では中心管となる。四週目に入ると神経管に三つのふくらみが現れ、それぞれがやがて脳の主要な三つの領域を形作っていく。前脳、中脳、後脳だ。脳の萌芽が生まれ始めたのである。

胚は、のちにさまざまな脳構造となる領域を次々と発達させていく。とはいえ、脳で電気的な活動が行なわれるのは、五週目の終わりから六週目にかけての、受精後四〇～四三日くらいになってからである。電気的活動が始まるといっても、私たちの意識を支えているような統制のとれたものではない。エビの神経系のほうがまだしも秩序がある。この時期のヒトの神経活動は、ニューロンが無秩序に発火しているだけの未熟なレベルでしかない。脳死と診断された患者にも神経活動が見られるように、神経が活動しているだけでまとまりのある行動が生み出されるわけではないのだ。八週目から一〇週目にかけては、大脳の形成が急ピッチで進む。ニューロンはみるみる数を増やし、脳のなかを移動し始める。また、前交連と呼ばれる、小さいながらも左右の脳半球をつなぐ組織がはじめて作られる。この時期には、胎児に反射運動が見られるようにもなる。

一二週目から一六週目にかけては、大脳の前頭極と側頭極がはっきりしてくる。前頭極はのちに新皮質となる部分で、この時期、大脳皮質のほかの領域をはるかに上回るペースで成長を続ける。三ヵ月目が終わってもまだ皮質の表面はなめらかなままだが、四ヵ月目が終わる頃にはしわが寄り始める。しわはしだいに増えていって、いずれは大脳全体を覆うまでになる。前頭葉、側頭葉、後頭葉、頭頂葉の区別もついてくる。ニューロンは引き続き数を増やし、皮質中を移動する。一三週目に入る頃には、もう胎児は体を動かすようになっている。だいたいこの時期に、左右の脳半球をつなぐ神経線維（ニューロンの軸索）の太い束が作られ始める。これは脳梁《のうりょう》と呼ばれ、右脳と左脳の情報交換のほとんどを行なう基本構造になる。それでも、この段階の胎児にはまだ知覚力がなく、自己を認識することもない。ヒトというよりウミウシに近く、刺激に対して体をうごめかすだけの反射運動の塊《かたまり》である。何らかの目的を持った意味ある反応はできない。発達した脳になるための基本構造ができるのと、発達した脳を実際に持つのとでは、存在のありようがまったく異なるのである。

神経系を構成する基本単位はニューロンである。一七週目に入ると、ニューロンとニューロンが相互作用するための接続部、すなわちシナプスが、数週間のうちに多数作られていく。これでニューロン間の情報伝達が可能になる。シナプスで行なわれる活動こそが、あらゆる脳機能の土台となるものだ。シナプスの数が爆発的に増えるのは受精後二〇〇日（二八週）前後からだが、胎児は二三週くらいから、医療のサポートさえあれば母親の胎内を出ても生きていける。胎児が不快な刺激に反応し始めるのもこの時期だ。[2] さかんなシナプス形成は生後三〜四ヵ月まで続く。また、大脳皮質にはますますしわが刻まれていく。皮質の表面積を広げて、ニューロンとそれを支えるグリア細胞の成長に対応するためだ。この頃には、ニューロンがミエリンと呼ばれる物質で覆われ始める。ミエリンには絶縁作用があるので、これによって電気信号の伝わる速度が速くなる。三二週目には、胎児の脳は呼吸と体温を調節できるまでになっている。

生まれてくる時点で、子供の脳は大人の脳とだいたい同じ姿になっている。だが、発達はまだまだ終わらない。大脳皮質は何年もかけて複雑さを増していき、シナプスの形成は一生続く。

さまざまな見解

以上、胎児の脳がどう発達していくかを簡単にまとめてみた。胎児期を振り返ればわかるとおり、受精卵は脳をもたぬ細胞の塊だ。神経系を作るためのプロセスが始まるのは、受精後一五日目からである。複雑な神経系ができてきて、脳が活動を持続できるようになるのは、受精後だいたい二三週（約六ヵ月）頃からにすぎない。

胎児が母胎外でも生きられるのは二三週目からで、しかも近代医学のサポートがなければ無理なのが明らかでも、それで生命倫理の議論の方向性が変わるわけではないようである。胎児がいつから人になるかという問題には、脳神経科学の理屈が通用しないのだ。道徳論が生物学と入り交じり、いきおい激しい感情と信念の渦巻く頑なで不合理な持論のぶつかり合いになる。この問題にかんしては、何が焦点になっているかで私の答えは変わる。医療研究のためにヒト胚を利用できるのはいつまでかという話であれば、受精後一四日目までとする現在の考え方はしごく妥当だと思う。しかし、胎児をどこから「私たちの一員」とみなし、人としての尊厳を備えた存在と認めて法律で保護すべきかを決めるなら、もっと遅い二三週が適当だと答えるだろう。つまり、生命の維持が可能になり、保育器の力を借りれば生きながらえて正常な脳と思考力を備えた人間に成長できる時期である。これは、中絶の可否を分ける時期として米連邦最高裁判所が定めたものとも一致する。

私も人の親として、胚のカーネギー発生段階［妊娠八週末までのヒトの胚の発生過程を、体内外の形態的な特徴をもとに二三の段階に分類したもの］の写真を見て何も感じないわけではない。段階23に達した受精後八週ほどの胚の写真からは、小さいながらもそれがヒトであることがうかがえる。これより前では、ブタの胚との区別もつけがたい。ところが摩訶不思議、段階23に入るとふいに顔の様子がヒトらしくなってきて、間違いなく私たちの仲間に見える。繰り返しになるがこれは妊娠八週頃であり、第1三半期［妊娠期間を三つに分ける区分法］の三分の二しか過ぎていない。それでも、胸に情が込み上げてくるのだ。動かしがたくはっきりとした決定的な感覚が。脳神経科学の視点から見れば、意味のない感傷と片づけられても仕方がないものだ。脳は受精後一五日目あたりから徐々に発達してきているとはいえ、カーネギー発生段階23ではとうてい意味ある精神活動を生み出せる状態にはない。かりに成人の脳が大きな損傷を受けて、この段階の脳ほどにしか働けなくなったら、その患者は脳死とみなされて、臓器提供の候補者になってもおかしくないだろう。脳の機能が衰えて、社会の定める基準を下回ったら、もはやその人間を人とみなさなくていいというのが脳死の意味するところである。脳死とされるに必要な条件を、発達途上の脳に当てはめてみれば、第1三半期の脳はもちろん、ことによると第2三半期の脳であっても、脳死状態に分類されるにちがいない。ではなぜ私は、カーネギー発生段階23を特別な目で見てしまうのか。脳神経科学の知見をもってすれば、この段階の脳がまだ一人前の生命としての機能を発揮できないのは明らかなのに。

私は脳神経倫理学の視点から問題を論じようとしていながら、理性ではなく「直感」で反応してしまうのをどうしても抑えられない。もちろんこれは「私の」直感であって、ほかの人もそう感じるとはかぎらないだろう。ただ、理屈に合わない反応をしたくなるのは自分も同じだと気づいたことで、こうした問題に白黒をつけるのがいかに難しいかを痛感している。「・」ほどの大きさもない受精後一四日の胚盤胞を見て、これは人間だと直感的に思うかと言われれば、私自身はそうは思わないし、そういう気持ちを想像すらできない。だが、すべての受精卵に人としての尊厳があると考える人たちにとっては、その「・」が強く心に響くかもしれないのだ。それでも、受精後一四日の細胞の塊に未熟児と同じだけの尊厳があると考えるのには、やはり無理があるように思う。そのふたつを同等とみなさせるのは、個人の信念の力以外の何物でもない。

連続性や潜在性を重視する見方

> 生物が形作られる最も初期の段階を過ぎたら、以後は明確な線引きのできる場所がないため、人としての尊厳にかんして、発生初期のヒトと成長した人間とのあいだにはっきりした区別を設けることはできない、と彼らは主張する。
>
> ……………大統領生命倫理評議会による二〇〇四年の報告書『幹細胞研究の監視（Monitoring Stem Cell Research）』より

ヒトが受精と同時に人になるとする見方は当然ながらある。個人の命が受精卵から始まるのは疑いようがないし、そのまま成長を続けていけばいずれ人格を備えた存在になるのだから、受精卵にはひとりの人間として扱われる権利があるとする立場だ。これは生命の「連続性」を重視している。受精後の発達の過程は区分けできないと言われてしまえば、もはや議論の余地はなく、よくあることだが、それに賛同するかしないかしか選択肢がなくなる。連続性を重視する人々は、人間の尊厳を重んじるならそう考えるしかないと言いたげである。だが、けっしてそんなことはない。この立場をとるのは、カトリック教徒やアメリカ国内の保守的な宗教の信者が中心で、無神論者や懐疑論者のなかにも賛同者は多い。一方、その見方を支持しないのが、ユダヤ教徒、イスラム教徒、ヒンドゥー教徒、大勢のキリスト教徒、その他の無神論者と懐疑論者である。ユダヤ教徒とイスラム教徒の一部は、胚を人とみなせるのは受精後四〇日を過ぎてからだと考えている。同じ意見のカトリック教徒も少なくなく、キリスト教の歴史を勉強したらそういう見解にたどり着いたと手紙を寄越してくれた人も多い。

人がいつ人でなくなるかという脳死の問題を考えるときも、科学以外の力がすぐに働き始める。それは脳の力だ。私たちの脳は、何に対しても信念を作り出さずにはいられない。正しいことが広く認められている合理的で科学的な事実があっても、その同じ事実からいく通りもの善悪の判断が生まれてくる。そのプロセスにどのような要因が影響しているかを調べれば、個人の主義主張だけで検討されかねない脳神経倫理上の問題を、いくつかは救い出せるのではないだろうか。

脳死の捉え方は文化によって異なる。脳死は、たとえば卒中などからくる脳損傷のせいで患者が回復不能な昏睡状態に陥り、脳幹反応がなくなってついには脳波が平坦になる（つまり脳波計に脳活動の形跡が認められない）か自発呼吸ができなくなった場合に、医学的な基準に基づいて判定される。二〇〇二年の『ニューロロジー』誌には、脳死判定の基準と関連法規について世界の国々を比較した調査結果が発表された。(3) 脳死という考え方自体は世界中で受け入れられている。どんなに宗教色が強い社会であっても、脳機能が停止して回復する見込みがなくなったあとも人が人であり続けるとは考えていない。違うのは、どういう方法で脳死を判定するかだ。生命倫理にかかわる慣行と法律は、社会によってばらつきが非常に大きいが、その理由は科学とはまったく関係がない。では何に基づいて決められているかと言えば、政治や宗教、そしてたいていは専門作業部会メンバーの個人的信条である。たとえば、中国には脳死判定の基準がないのに対し、香港では明確に定められている。イギリスに統治されていたなごりであるのは間違いない。グルジアでは、脳神経科学の分野で五年の経験を持つ医師が脳死判定を行なうと定められているが、ロシアではそういう決まりはない。判定の回数を最も多く義務づけているのはイランだ。三人の判定医が、第一回目の判定から一二時間後、二四時間後、および三六時間後にそれぞれ判定することになっている。アメリカでは多くの州が「統一死亡判定法」を採用している。ニューヨーク州とニュージャージー州もそうなのだが、どちらも宗教上の理由による延命要請を受け入れられるように、法律を修正して実施している。

このように、生命倫理の問題にかんする規則や法律は、科学的事実とは無関係の信念によって作られ、また影響されうるものである。ある一線を超えて脳機能が失われれば、人が人でなくなるという考え方はどの社会も同じだ。その線をどこに引くかにも大きな違いはなく、ほとんどの国が脳死について似たような定義を定めている。主な違いは、誰が判定を下し、どんな判定法を用いるか。要するに、「そこ」に着いたことをどうやって知るかの問題であって、「そこ」がどこにあるかの問題ではない。

胚や胎児に対しても、いずれかの時点で人の身分を与えることには誰も異存がないらしい。ただ、それがどの時点かを決めるのが、脳死の場合より難しいようなのだ。どれだけ科学的事実を突きつけられても、である。

なぜだろう？　かつてイギリスの哲学者、バートランド・ラッセルは、「ある一瞬間においては何物も存在しない」と述べた。言い換えれば、万物が原子と分子の相互作用の産物である以上、すべてのものは絶え間なく変化している最中だということである。この視点から、「潜在性」を重視する見方が生まれる。胚や胎児は成人に「なりうる」のだから、どの段階においても生後の人間と同じように人として扱うべきだというのだ。

大統領生命倫理評議会でES細胞研究の是非が話し合われたとき、私はES細胞研究のために作成される胚を、アメリカ最大のホームセンター、ホームデポになぞらえた。ホームデポには家が三〇軒建っているわけではない。店に置いてあるのは材料であって、それを家にするには設計士や大工、電気工や配管工が必要だ。精子と卵子は人間ではない。受精して胚になってもまだ人間ではない。少なくとも六ヵ月は胎内にいて、体を大きくし、各部を発達させ、ニューロンを作り、細胞の数を増やしていってはじめて人間になる。医学研究のために作成された胚を、自然に生まれた胚はもちろん体外受精で作られた胚とでさえ、同等の位置に置くのは明らかにばかげている。どこかのホームデポが火事になっても、新聞の見出しは「家三〇軒焼ける」ではなく「ホームデポ焼ける」

なのだ。

通常の妊娠で子供が生まれるプロセスについては、ほかにも注目すべき事実がいくつも明らかになっている。それを知れば、はたして受精が魔法の瞬間なのかと疑わしく思えてくるはずだ。そのいい例が双子だろう。一卵性双生児は、一個の受精卵が何らかの理由によりふたつに分裂したために生まれるもので、この分裂が起きるのは、通常、受精後一四日以内である。ひとりの人間が、ふたりの人間になるわけだ。さらに奇妙なことに、ふたつに分かれた受精卵が再び合わさって、ひとつの受精卵に戻る場合がある。こういったことも起こりうるとすれば、受精の瞬間に「個人」や「魂」の独自性が生まれているなどとは考えがたい。

意図を重視する見方

ES細胞研究の是非をめぐる議論で、かならず出てくる意見がある。人間の苦しみを取り除くことと、自由に研究を行なうことと、ヒト胚を保護することとの三つを並べて、それぞれの重さを秤にかけようとするものだ。その理屈や論理の筋道は入り組んでいて、理路整然とは言いがたいケースが多い。たとえば、私からすれば、胚の保護とES細胞研究は相容れない問題ではないので、重要性を比べる必要がない。受精後一四日目の胚を人だと思っていないからである。人だと思うから、どちらが大事かという話になり、善悪の判断があとに続く。そしてたちまち、哲学者や倫理学者からおなじみの難問を突きつけられる。大勢の命を救うためにひとりの命を犠牲にするのは、人として正しいことなのか？　母親が五人の子供とともにゲシュタポから逃れて隠れているとき、家族全員が見つかって撃たれるのを避けるには、泣きわめく赤ん坊の口をふさぐのが道義的に見て母親のすべきことなのか、そうする権利が母親にあるのか？

ＥＳ細胞研究にかんする現在の方針がどうやって決まったかと言えば、胚（医療研究用に作られるクローン胚など）がひとりの人間になりうるという事実の重みと、研究によって複数の人命が救われうるという事実の重みを秤にかけた結果である。だが、このふたつを同等のものとして比較するのは間違っている。体外受精で余った余剰胚を研究に用いるのであれ、医療研究のために胚を作成するのであれ、受精後一四日目には胚からＥＳ細胞を採取する必要がある以上、その胚は人なのかどうかが問題になる。そこで、考慮すべきもうひとつの要素として登場するのが、胚をどういう意図で使用するかだ。

医療研究のために用いられるヒト胚には、ふたつの種類がある。体外受精で余った余剰胚と、「体細胞核移殖」によって作成される胚である。体細胞核移殖とは、卵巣から卵子を採取し、ＤＮＡを含む核を卵子から取り除いて、別の個体から取った体細胞の核をそこに移殖して成長させる技術だ。韓国の研究チームは、この方法がヒトでもうまくいくのを証明した。彼らは、このやり方で作成した胚を一四日間成長させて、ＥＳ細胞を採取した。採取せずに胚を女性の子宮に戻せば、必要な特徴をすべて備えた赤ん坊に育った可能性がある。クローン羊のドリーも体細胞核移植で生まれた。

この技術を用いる医療研究では、ペトリ皿のなかでクローン胚を作り、そこからES細胞を採取して研究に使用する。少し前に断念を余儀なくされたような研究が成功すれば、そのES細胞が最終的にはパーキンソン病などの治療のために利用されることになる。クローン人間を作る「意図」はいっさいない。それでもこの細胞の塊は、人間として保護するに価するのだろうか。ES細胞の研究者は、受精後一四日以内の期限を守っている。この期間内であれば、胚はまだ人になっていないと彼らはみなしている。まだ神経系が発生していないとすれば、世界を経験し解釈するための構造がないわけだから、人間の尊厳という概念そのものを生み出すことも、それを維持したり修正したりすることもできないのである。

体外受精の余剰胚についても、やはり意図を問題にすることができる。体外受精を行なう際は、うまく子宮に着床しない場合に備えて胚をたくさん作っておく。夫婦は、すべての胚を育てて子供にしたいわけではない。普通の性交による場合でも、精子と卵子が合体してできた胚の六割から八割くらいは自然に流産している——たいていはまったく気づかないうちに。だとすれば、体外受精でいくつも胚を作ってそのうち数個だけを選ぶのは、自然が行なっていることと変わりがないのではないか？　最も生命力の強い胚を選ぶために、自然の流儀に代えて最新の科学技術を用いているだけである。

子宮の外にいる胚に、人とみなすだけの価値があるだろうか。人どころか、着床した胚と同等と考えることすら妥当と言えるのか。私は、違うと言いたい。潜在性を云々するのなら、体外受精した夫婦や胚のドナー（提供者）が、胚を人間の子供に育てる意図を持っているか否かも考慮に入れるべきだと思う。研究目的で胚を作成するだけであって、それを人間に育てる意図がないとすれば、また、体外受精でいくつもの胚を作るのはひとつを「根づかせる」ためだとすれば、それらの胚をすべて人間にまで育てる道義的責任など私たちにあろうはずがない。

　意図は、善悪の問題を考えるうえで興味深い概念であり、私たちはこの概念を理屈抜きで理解できるようである。意図が問われる場面はいたるところにある。私たちの法体系でも、無謀［積極的に意図したわけではないが、結果が予見できるにもかかわらず行動すること］や過失を除けば、有罪の決め手となるのは意図が存在することである。罪の重さを量るのも、有罪か無罪かを見極めるのも、刑罰を定めるのも、基準となるのは意図だ。罪が故殺［一時の激情から生じた殺意で人を殺すこと］に相当するのか、第三級、第二級、第一級の謀殺［計画的に人を殺すこと］になるのかは、殺人者にどの程度の意図があったかが物をいう。軽罪か重罪かを決める場合も同じである。

　善悪を考える際の指針であるらしきこの意図とは、私たちの脳に組み込まれた機能なのだろうか。「心の理論」［他者の心の状態、意図、信念、思考などを推測する能力のこと］にかんする研究から判断すると、どうやらそうらしい。それどころか、意図を持つことこそが、人間を人間たらしめている特徴のひとつと言えるかもしれない。人間として生きるうえで、他者の意図を推し量ることはきわめて重要である。あなたにとって私がどういう存在で、私にとってあなたがどういう存在かを自分なりに判断できるのは、お互いに対してどんな意図を向けているかを推測する能力に負うところが大きい。

したがって、意図を重視する主張について考えるときは、私たちの脳がもともと意図を作り出すようにできているという事実を踏まえるべきだろう。ES細胞研究にかんしては、たまたま私の考えも、意図を問題にするグループと同じである。だが、本当は意図を云々するなどナンセンスにほかならない。脳神経科学の視点から見て重要なのは、人間が生まれながらに自分なりの信念、自分なりの「心の理論」を作り出す生き物だということだ。私たちがほかの人や物、あるいは動物に対して何らかの意図を持ったとしたら、それは個人的な信念を持ったことを意味する。しかし、人も物も動物も、そうした信念とは切り離されたところに存在している。考えてもみてほしい。細胞の塊を成長させる意図が私にないからといって、その細胞の塊に新しい特徴が宿るだろうか。反対に、女性の子宮に戻して成長させるのが私の意図だとしたら、そのことによって細胞の塊の性質が変わるだろうか。そんなはずはない。私の意図がどうあろうと、細胞の塊は何も変わらない。細胞は細胞である。細胞について考えるなら、私の基準でではなく、細胞の基準で考えるべきだ。だからこそ、私たちは個人の信念を脇に置いて、細胞の塊が断じて人間ではないという事実を受け入れなくてはならない。ご両親があなたを医者にしたいと思っていたのに大学教授になったからといって、そのせいで自分の価値が下がったと思うだろうか？

不連続性を重視する見方

生命倫理学者のなかでは、胚はモノでも人でもない中間的な存在だとする意見が多い。この見解では、胚から人への移行は不連続なものだと考える。人間になりうるからといって胚を人間と同等に扱う見方をしりぞけ、胚は発生の過程のどこかで人になるとする立場だ。そのために、どこから人になるかを示す指標を捜している。

大統領生命倫理評議会の報告書『幹細胞研究の監視』でも指摘されているように、きわめて早い段階の指標のひとつが受精後一四日だ。この時点を過ぎると受精卵が分裂して双生児になることがなく、ここで胚の個体性が固まると言われている。もうひとつの指標は神経系の形成である。ただし、これをどの時期に置くかで意見は分かれている。胚に原始線条〔のちに神経管になる隆起〕が現れる受精後一五日目とするか、胎児が不快な刺激に反応し始める二三週目とするかだ。

先ほども述べたとおり、受精後一五日目を人としての生命の始まりとみなす脳神経科学者は多い。脳が形成される第一歩と言えるからである。その一方で、人間ならではと言える特徴が現れるのはもっとあとの、脳が活動を開始する時期だと考える脳神経学者は大勢いるし、生命倫理学者にもそういう意見はある。脳が働かなければ、意識は生まれない。もちろん、この論法にはすでにいささか難がある。意識が芽生えるときに人になるというなら、まず意識とは何かを定義しなくてはならない。胎児の体に、のちに脳となる神経系が作られ始めるときに意識が芽生えるのか？　胎児の脳の形成が終わったときか？　それともフロイト流の精神分析を受けて一〇年たったときなのか？　これもまた、脳神経科学の理屈が及ばない領域である。画期的な研究がなされ、脳機能のメカニズムについて発見が相次いでいるにもかかわらず、成人の意識を保っているのが具体的に何なのかはいまだにはっきりしていない。脳に多量の出血が起きて昏睡状態になれば、意識が失われることはわかっている。アルツハイマー病が進行した患者に、自己意識がないのもわかっている。私たちの自己意識が、子供から大人になるまでさまざまな段階を踏みながら発達していくことも、その発達が教育だけでなく脳自体の発達にも左右されることも事実だ。たくみな実験で調べれば、生後六週間の赤ん坊の脳が複雑な概念を意識しているのがわかる。部屋に入ってきた親や大きな音に赤ん坊が気づくのを、みんな見たことがあるだろう。もっとも、生まれて六分しかたっていない赤ん坊の意識が、本書の読者の意識と異なっているのは間違いないが。

今後の展望

人体のどんな組織も、敬意をもって扱うのが医学の伝統である。医学校で死体を解剖するときも、スライドに乗せた細胞を使って生物学の実験をするときもそうだ。私はそれが正しい精神だと信じている。だからといって、その精神の及ぶ範囲を広げて、ひとつの細胞をひとりの人間と同等とみなすのは妥当だろうか。私はそうは思わない。ヒト組織を顕微鏡で覗くときに敬意をもって臨むことはあっても、それを見て「人間のよう」だと考えはしないだろう。だから、ヒトの胚をモノと人の中間に位置づけるために、どの時点で線を引くかをはっきりと定める必要がある。特定の一日や、指標となる出来事をひとつ選ぶやり方で人の始まりを決めるのは、根拠に乏しすぎるとの批判もある。だが、人の始まりも人の終わりも、論理より恣意で決まるものではないだろうか。脳死を判定する場合と同じである。ただその判断が、人生の反対端にかんするものというだけにすぎない。どこかで線を引かねばならないのだ。それをしないほうがよほど非論理的である。

個人について考えるとき、その人の生命がいつ始まったかで悩む必要はない。答えは、受精の瞬間だ。だがそれは、あとから振り返るからそう思うのである。ひとりの人間に注目して、その人の生命がいつ始まったのかと考えるのは公正さを欠いている。繰り返しになるが、家を作る計画がホームデポで始まることはあっても、ホームデポは家そのものではない。胚や胎児がどこから人になるかの線引きをするのは、ホームデポの場合よりはるかに複雑だ。脳神経科学の視点に立ち、意識を備えたときが人としての生命の始まりだと考えるなら、細胞の時点で人になるとする見方よりもずっとうしろの時点で線引きをするしかない。私の息子ならきっと、アメリカンフットボールのディフェンス選手として最初のタックルを決めるまで一人前の人間ではないと言い張るだろう。そこまでいかないにせよ、妊娠五〜六ヵ月の胎児であっても、神経系ができあがっていないから自力では生きていけないとの主張は間違いなく成り立つ。

受精卵は脳をもたぬ細胞の塊である。新生児や一人前の大人と同等に扱うべき存在だとはとうてい思えない。いつか人間になるための遺伝物質を持っているだけでは、人間とは言えない。胚が胎児に成長してやがて赤ん坊となるのは、さまざまな要因が影響した結果だ。たとえば、子宮内環境との絶え間ない相互作用や、生後の経験などである。ヒトの遺伝子情報を書き出したからといって、それで人間を説明したことにはならない。胚が、精子と卵子とは異なる存在であるように、人間もただの胚とはまったく異なる次元の有機体だ。遺伝子と環境との相互作用こそが、人間を作り上げている。たしかにほとんどの人は、胎内に宿った存在に対して、それが出生するはるかに前から人間という特別な身分を与えてもいいと思っている。だが、その存在が脳すらもたない時期を選ぶのはどう考えてもおかしい。

人としての生命の始まりを決めるのは、じつに微妙な問題である。脳神経倫理学で扱うテーマは、すべてとは言わないまでもほとんどがそうであるように、この問題もまた、どういう前提で議論するかによって結果は違ってくる。答えはひとつではないのだ。私の命とあなたの命は受精とともに始まった。しかし、私個人の命がいつ始まったかと、人としての生命がいつ始まるかとは別の問題である。研究目的で作成された受精後一四日目の胚に、人としての身分はないし、その身分を与えるべきでもない。胚は人間ではない。私もひとりの父親だから、妊娠九週の胎児の超音波画像に対しては思わず心が動くし、いつか子供になるものの姿をそこに見るだろう。だが、脳神経科学者としての私は、あと一四週間しなければその存在が胎外で生きられるようにならないのを知っている。

脳神経倫理学では、どういう前提で論じるかがすべてと言っていい。そして、分析し、論理的に考え、見解を組み立て、どんな前提にも合わせることを可能にしているのは、私たちの脳である。

2章 老いゆく脳

自分が死ぬことを知らずにいるのは、気楽なものだ。人間にはそんな気楽さがない。死ぬことを思い、死ぬのがどんなことかを考えるのは、人間だけだ。ほかの生き物は何も知らずに暮らしている。なのに豚はキーキーとわめく。だが、人間はな、ときにはそんなことをおくびにも出さずにいられるものなんだ。

……………テネシー・ウィリアムズ作『やけたトタン屋根の猫』、ビッグ・ダディのセリフより

「どうだった、旅行は」と父親が尋ねる。「このあいだ船旅をしてきたんだろう?」父が物忘れをするのは仕方がない。なにしろ八〇歳をとっくに過ぎている。自分にしたって、六〇を超えてからは細かいことがどんどん思い出せなくなってきた。だが、これだけは言わなくては。「おやじ、旅行にはおれたち一緒に行ったんだよ。船で」父親は言い返してくる。「船旅になんか行くものか。行ったなら覚えているさ」。それではと、旅行の最中に一緒にしたことをひとつひとつあげていく。

船のプールで泳いだ、日帰りでメキシコ人街に出かけた、特別室で食事をした。父親はどれにも覚えがないと言う。「ほら、おれの息子がロッククライミングの練習用の壁をよじ登っただろう?」――それでようやく思い出す。「ああ、それなら覚えている。だいぶ肝を冷したよ」

こういう話はますます増えてきている。ただたんに寿命が伸びたからではない。長く生きるようになったため、体は健康なのに頭が衰えるという憂うべき現実と向き合う機会が多くなったからだ。自分が当事者になる場合もあれば、介護を通して経験する場合もある。どんな種類の認知症(いわゆる痴呆)にしろ、ちょっとした笑い話を提供してくれるときがないわけではない。だが、愛する者が認知症にかかったり、最も重い認知症であるアルツハイマー病にかかったりしたらよくわかるように、人が知的能力を失っていくのを見るのはつらいものである。

体は健康なのに認知能力が失われた大人は、見る者の胸を掻き乱す。自分のよく知っていた人が、物忘れをするだけならまだしも、まるで別の時間、別の世界に迷い込んでしまったかのようで、もはや日常生活もままならない。目の前で子供に逆戻りしていくみたいである。ひとりではトイレにも行けないし、食事もできない。これが子供ならば、これから成長していろいろな技能を身につけていくのを見守る楽しみがあるだろう。だが、大人が子供に帰るプロセスには少しの喜びもない。じつに痛ましいことに、認知機能が失われつつある人は周囲の人間を認識できないだけでなく、症状が進むと自分の能力が失われたことにも気づかなくなる。脳が知的機能を失うときに、ある種の防衛メカニズムとして自己意識をなくしているようにも思える。アルツハイマー病が進行した患者に自己意識がないことは、1章でも触れた。では、脳神経科学は、自己意識がいつ終わるかを明らかにできるのだろうか。今のところはまだできないし、この先も無理かもしれない。しかし、現段階でも取り組める問題がないわけではない。

　こと老化の話となると、一筋縄ではいかない脳神経倫理の問題がたくさん持ち上がる。だが、私に言わせれば、そのうちのひとつについては話し合う価値もない。老化の仕組みを研究して寿命を延ばそうとするのは、不死を求めたいからではないか、という懸念だ。大統領生命倫理評議会が発行した報告書『治療を超えて（*Beyond Therapy*）』には、老化にかんする一章があって、研究者たちが第一に目指しているのが不死の実現だと非難している。私を含むメンバーの何人かがおおいに不満を覚えたのは、寿命が延びることでもたらされる個人の利益が、いずれは社会全体を巻き込む厄介の種に変わりかねないと論じている点だ。「老化を遅らせると……結果的に『共有地の悲劇』［ギャレット・ハーディンが提唱した概念で、誰でも自由に利用できる資源を勝手に使用した結果、全体の環境が悪化して各人も損失を受けること］に陥るおそれがある。すなわち、全員に利益を与えたために社会全体が悪影響を被り、せっかく追及した個人の利益も結局は無効になる、あるいは減じるという状況である。現時点で以上の懸念を踏まえるなら、われわれはどういう世界を作りたいのか、また阻止したいのかについて、慎重に検討せざるを得ない[1]」。こうした論法は、いもしない敵を想定して戦っている。アメリカ人の祖先がイギリスの岸辺にたたずんだまま、起こりうる問題を逐一考えるあまり、船にも乗らず、新しい土地に入植もしなかったとしたら、私たちは今も全員がイギリス英語を話していただろう。科学とは前進であり発見である。人間は、新しく得た情報や知識に応じて自らを変化させる生き物だ。私たちの脳の素晴らしいところは、合理的に考え、論理に従って推理できることであり、その能力のおかげで私たちは新しい知識を十分に役立てることができる。優れた老化研究は、たんに肉体の寿命を永らえさせたいという動物的な欲望に駆り立てられているわけではない。この世を去るまで頭も体も元気でいられるようにしたいという願いが原動力になっている。

とはいえ、たとえそれが目標でも、知的機能の衰えにどう対処するかという問題が、まだ活発な精神活動を保っている若い人々の行く手に大きく立ちはだかっているのは間違いない。章の冒頭で引用したテネシー・ウィリアムズの言葉にあるように、人間である以上、いつかは死ぬという自覚から逃れられない。死を恐れることにはそれなりの意味もある。かえって私たちを生きることに前向きにさせ、生きているあいだは精一杯この機会を利用しようという気持ちにさせてくれる場合もあるからだ。だが、たいていは年をとることへの恐れが別の方向に向かうため、数十億ドル規模の産業が生まれている。寄る年波を押し返そうと、しわ取りクリーム、スポーツジム、美容整形などに走るのだ。私たちの文化は若さに取り憑かれていて、高齢者の外見や言葉に敬意を払っていないと批判する声は多い。こんな文化が支配する社会で、誰がいさぎよく年をとりたいと思うだろう。ましてや、生活介護を受ける、下《しも》の世話をしてもらう、認知症になるなど、見苦しい事態に直面するのは誰だっていやである。

老化を恐れるのは自然な感情であって、死を恐れる気持ちの延長線上にあると言えそうだ。しかし、脳神経科学の知見を踏まえて考えると、別の見方もできる。脳にかんしては、持っていないものは惜しみようがないのである。かりにあなたが分離脳の手術を受けて、左右の脳半球をつなぐ脳梁を切断されるとしよう。切断されれば、右脳と左脳での信号のやり取りはできなくなる。手術を受ける前は、術後にどうなるかが想像もつかないにちがいない。実際どうなるかと言えば、目の前にいる人の顔の向かって左半分が見えないだけでなく、見えないことを何とも思わなくなる。そういうものなのだ。脳が何らかの知覚能力を失うと、その原因が脳の損傷であれ脳梁の切断であれ、失われた能力を自覚する意識もまた失われるらしい。

老化の場合も同じである。認知症やアルツハイマー病の患者は、自分の記憶が失われたことにほとんど気づいていない。はじめのうちは物忘れがひどくなったのを自覚しているものの、症状が進んで周囲の事物を認識する能力も失われると、自分がそうした厄介な状態にあるとは気づかなくなる。苦しむのはむしろまわりのほうだ。自分の知っていた人が、別人に変わってしまったのがよくわかるのだから。じつは、認知症の人の様子を見て恐ろしいと思う気持ちが、老化への恐怖心を掻き立てている。自分自身が経験する段になれば、どれほど尊厳を奪われる事態に直面しても、脳がそのほとんど――全部ではないにせよ――を気づかなくさせてくれるだろう。以上を考えると、問題はひとつ。高齢になっても脳と体を同じ状態に保つにはどうすればいいかだ。人間の寿命が長くなった今、脳を体に追いつかせる研究を進めるべきである。認知症が起きるのは、脳がもともとの設計寿命より長く活動するようになったせいかもしれない。幹細胞の研究や薬剤の研究によって、脳の寿命を永らえさせる道が開けるなら、私たちはそうした研究をすべきである。

私が思うに、老化にかかわる脳神経倫理学上の大きなテーマは二点である。ひとつは、幹細胞研究や細胞移植技術などによって、老化に伴う疾患を治療するのは是か非か。もうひとつは、認知機能の喪失と意識の終焉は区別できるのか、また、できるとしたらそれが延命治療の停止決定にどうかかわってくるのか、である。

脳が老いる仕組み

八〇歳、九〇歳になっても頭の若々しい人もいれば、認知症やアルツハイマー病になる人もいる。この差がどこから生じるのかを突き止めようと、脳神経科学者は研究を続けてきた。すでに、脳の正常な老化と病的な老化についていろいろなことが明らかになっている。まず、脳が健康なまま年をとれるかどうかには、遺伝的な要素と生活習慣が大きくかかわっているのがわかった。成人の脳は、多かれ少なかれ衰えつつある点ではみな一緒だ。違うのは、衰える速度である。その違いが、老化の過程での知的機能の差となって現れてくる。

▼正常な老化▲

ここ数十年のあいだに医療と衛生環境が改善したおかげで、七〇歳や八〇歳をゆうに超えて生きるのが珍しくなくなった。先頃発表されたアメリカの高齢者人口の推移を見ると、六五歳以上の高齢者は一九〇〇年には三〇〇万人で、人口全体の四・一パーセントを占めていた。二〇世紀なかばには、一二三〇万人となって全体の八パーセントに増える。それが今では、三四〇〇万人が六五歳以上。もう少しで全体の一五パーセントに達する。しかも、二〇三〇年にはこの人数が倍増していると見込みだという。

肉体は長持ちするようになった。だが、脳もそのあとを追っているだろうか。脳神経科学の世界ではかなり前から、加齢とともに脳が「やせる」ことがわかっている。二〇歳から九〇歳までのあいだに、脳容積は五〜一〇パーセント少なくなるのだ(2)。科学者は長年、容積の減少はニューロン（脳細胞）が大量に失われるためと考え、認知機能が損なわれるのもこのニューロンの喪失が直接の原因だとしていた。ところが、近年の研究結果を見ると、どうやらそうではないらしい。一生を通して成人のニューロン数にあまり大きな変動はなく、容積が減少するのも、ニューロンの接続部の変化と、ニューロンを取り巻く絶縁物質の変化が原因と見られている(3)。

接続部の変化がいちばん顕著なのが、前頭前野と海馬である。脳が老化するとどんな徴候が現れるかを考えれば、これも驚くにはあたらない。前頭前野は、ワーキングメモリーに影響を及ぼす領域である。ワーキングメモリーとは、頭のなかで一時的に情報を蓄えておくための記憶をいう。いわば脳のメモ帳のようなものだ。海馬は脳の奥深くに収まっている部位で、現在進行中の出来事にかんする情報を受け取り、その情報を長期記憶として保存すべきかを判断している。年をとると、前頭前野にあるニューロンの接続部、つまりシナプスの数が少なくなるだけでなく、ミエリン（髄鞘）の減少が目に見えて進む。[4] ミエリンは脂質に富んだ物質で、脳細胞を覆って絶縁し、電気信号が速く伝わるようにしている。機能的磁気共鳴画像（fMRI）を用いた研究によれば、前頭前野が衰えると、物事の順序にかかわる記憶（時間記憶[5]）と言語にかかわるワーキングメモリー（記憶のメモ帳[6]）の減退に直結することがわかった。

海馬の場合、老化に伴う変化はシナプスの数が減るだけではない。海馬に送られる化学物質も減少する。化学物質とは、神経伝達物質のアセチルコリンだ。アセチルコリンは海馬（や前頭前野など）に作用するのだが、アセチルコリンを放出する細胞は加齢とともに少なくなるため、海馬の機能は二重の打撃を受けることになる。[7] 以上のようなダメージが前頭前野と海馬に与えられる結果、短期記憶に障害が現れ、長期記憶の形成にも支障をきたす。どちらも、脳の正常な老化につきものの問題だ。

加齢に伴うもうひとつの悩みは、脳が昔ほど速く動いてくれないことである。この「頭の回転が鈍くなる」現象は、ミエリンが失われるのが原因と見られている。ミエリンに覆われたニューロンは、いわば高速イーサネットに接続したコンピュータだが、ミエリンのないニューロンは、普通の電話回線でインターネットにつないでいるようなものだ。ADSLからダイヤルアップに切り替えたらどれだけいらいらするか、みんな容易に想像がつくだろう。

では、なぜこういった変化が起きるのだろう。脳が老化する原因は何なのか。これについては、確かなデータに基づくいくつかの仮説があって、それらは大きくふたつのグループに分けられる。ひとつは「エラー説」だ。時間の経過とともに、遺伝子の複製エラーや細胞の損傷などの有害な影響が積み重なって、老化が起きるという見解である。もうひとつは「プログラム説」と呼ばれ、老化はあらかじめ遺伝子のなかにプログラムされていると考える。正常な老化は、おそらくこの両方が混じり合った結果だろう。いずれにせよ、遺伝子が老化のプロセスに大きな役割を果たしているのはまず間違いない。どれだけ運動をしても、豆腐を食べても、健康法をいろいろ試しても、私たちが遺伝子の支配下に生きている以上、老化をいつまでも遠ざけてはおけないのだ。

エラー説の例としてよく引き合いに出されるのが、活性酸素の影響である。活性酸素はたちの悪い分子で、脳はもちろん全身の細胞に恐ろしい被害を与える。活性酸素は、ごく普通に呼吸しているだけで副産物として発生する物質であり、酸素分子と、ペアのいない一個の電子でできている。この電子が不安定で、反応性が非常に高い。抗酸化物質（野菜や果物に含まれるビタミン類など）があればおとなしくしていてくれるが、そうでないと周囲の組織にダメージを与え始める。たとえば、ミエリンの脂質、細胞内のタンパク質、遺伝子のDNAまでもが標的になるわけだ。こうしたダメージが長年のあいだに蓄積することが、老化に特有の行動面の衰えを引き起こしている可能性がある。

プログラム説のほうは、脳の老化は私たちの遺伝子に原因があると説く。認知機能の低下には、ふたつのタンパク質――アポリポタンパクEとACE（アンジオテンシン変換酵素）――を作る遺伝子がかかわっているというのだ。ある種のアポリポタンパクE遺伝子を持つ人は、事実にかんする長期記憶（陳述記憶）と、物事の手順についての記憶（手続き記憶）が弱い。遺伝子の影響があるのなら、老い方がこれだけ千差万別なのも不思議ではない。一〇〇歳になっても頭がはっきりしていて若々しい精神を保つ人もいれば、四〇代、五〇代の若さでアルツハイマー病のような脳疾患を発症して、現実感覚も、記憶も、認知機能も、ことごとく失ってしまう人もいる。こういう個人差が現れる背景には、おそらく遺伝子が一役買っているだろう。

年をとっても健康でいるために、私たちはいろいろなことを実践している。毎日の運動を欠かさない、ニンジンを食べる、ビタミンEを摂取する、赤ワインを飲む。だが、何をするにせよ、その背後には私たちの遺伝的な素質がある。生命という大きなカンバスを作り出すのは遺伝子だ。遺伝的素質を最大限に高めることはできても、それを変えることはできない。それに、地球で暮らしているかぎり、自然界に存在する放射線を浴びてしまうのは避けようがなく、私たちの肉体はどうしたって衰えていく。だとすれば、不老不死だの若返りの泉だの、そうした荒唐無稽な夢は考えるだけ愚かである。最後の瞬間までできるかぎり健康でいられるようにするのが、老化研究が目指すべき目標であって、それ以上でもそれ以下でもない。

▼病的な老化▲

認知症を発症する人は、人口のなかでかなりの割合（六五歳以上の高齢者の一五パーセント）を占める。認知症とは、認知機能の低下をもたらすさまざまな疾患や損傷に対する総称だ。認知症の原因としては、過度の飲酒、喫煙、慢性的ストレス、脳外傷、脳卒中のほか、ハンチントン舞踏病、パーキンソン病、アルツハイマー病などの脳疾患が考えられる。なかでもアルツハイマー病は、脳の病的な老化を代表する疾患で、アメリカでの患者数は約一〇〇万人にのぼる。八五歳以上の高齢者でみると、四人にひとりがアルツハイマー病にかかっている計算になる。高齢者の絶対数が増えている今、この病気は「高齢者を蝕む流行病」になりつつあると言っていい。脳神経科学者は、アルツハイマー病が発症する仕組みを解明して、効果的な治療法を開発しようとしている。薬の面での研究がさかんに進められているが、認知症のダメージを軽減する効果はまだほとんどあがっていない。幹細胞を用いる治療法には期待がもてるものの、今のところ前進は見られない。たぶん、この手法を用いた研究がほとんど行なわれていないためだろう。

アルツハイマー病はゆっくりと進行する病気だ。場合によっては一五年も続いたあげく、最後には患者を生きる屍にする。患者の肉体は物を食べ、息をしているのに、心はその肉体が自分のものであることがわからない。読者も、何らかのかたちでアルツハイマー病に触れたことがあるのではないか。この病気に少しずつ蝕まれていった家族や友人を持つ人もいるかもしれない。アルツハイマー病に人生を破壊された人物として最も有名なのは、故ロナルド・レーガンである。患者が病気に屈していく過程は、そばで見守る人間にとってじつに恐ろしいものだ。はじめは、頭が混乱する、物忘れをする、物事に気づかない、といった症状が現れる。やがて、うまく物が食べられない、怪我をしやすくなるなど、身体機能が低下していく場合もあれば、知的機能が衰えて時間や場所や周囲が正しく認識できなくなる場合もある。では、レーガン元大統領は自分の状態をどれだけ自覚していたのだろうか。彼の病気でいちばんつらい思いをしたのは、おそらくナンシー・レーガンである。元気だった頃の夫を知っているからだ。元大統領のほうは、自分が何を失っているかに気づいてはいなかった。

アルツハイマー病患者の約一割は、かなり若い年齢（六五歳未満）で発症する。こういうケースのほとんどは遺伝によるもので、三つの遺伝子がかかわっていると見られている。ＡＰＰ（アミロイド前駆体タンパク質）遺伝子、PS_1（プレセニリン１）遺伝子、PS_2（プレセニリン２）遺伝子だ。一般に早発性のアルツハイマー病のほうが進行が速く、発症から五年以内に死亡する例が多い[8]。

認知症患者の心の状態を考えれば、道徳感や倫理感を持って何かに従事するのが不可能なのは明らかだ。彼らは世界とのつながりが断たれている。人間であるための条件が、基本的な知的能力テストに合格することだとしたら、残酷な見方ではあるが、彼らはもはや私たちの一員ですらない。だが、みんなそうした考えを必死に打ち消そうとする。認知症の患者を介護していると、患者の意識が明晰になる瞬間を何度となく目にする。介護する者にとってそのときの様子は忘れがたく、繰り返し思い浮かべることが、望みなくつらい介護の日々における心の支えとなっている。しかしながら、そうした瞬間が訪れたと思うのはたぶん錯覚なのだ。患者が何か自分から言葉を発したのを、意識の明晰さと解釈しているだけで、本当は何の実体もないのである。

意識の終焉はいつか

生命倫理学者は、意識が終わったことを示すわかりやすい目印を何とかして見つけようとしている。しかも、その目印が求められる場面は増えてきている。意識の終点はここだという線引きができれば、いつ生命維持装置を外せばいいか、いつリビング・ウィル（尊厳死宣言書）を尊重すればいいか、さらにはどういう内容でリビング・ウィルを書けばいいかまでも決めるのが容易になる。議論を呼ぶのを承知で言えば、いつ安楽死を実行すればいいかも判断できるだろう。しかし、意識というのは明確に定義しがたい灰色の領域である。今では、脳死が脳幹の死であり、神経系が自力で心機能を支えきれなくなったときを指すことについては、どの国の医師にも異存はない。だが、脳の仕組みの解明が進み、どのような認知機能が失われたか、たとえばそれが記憶力なのか運動機能なのかがしだいに区別できるようになるにつれて、意識という摑みどころのない状態が失われるときについても、明確にしたいとの声が高まっている。

ふだん私たちが意識の話をするとき、たいていは「認識」の意味でこの言葉を使っている。つまり、ほとんどの人は意識を心理学的な意味で捉えているわけだ。知覚力を備えた生物として、自らの行為が自分と他者にどのような影響をもたらすかを認識している状態を指すのだと。しかし、脳神経科学者はこの種の言葉を医学的な意味で用いるので、日常会話で使われる場合とは異なる。医学的に言うと、「意識」とは覚醒していて注意力のある状態を指す。昏睡に陥った人は意識を失っている。アルツハイマー病の末期患者には意識がない。生まれたばかりの赤ん坊には意識がある。母親が部屋に入ってくれば気づくからだ。もっとも、脳機能の発達の度合いにかんしては、新生児より昏睡している患者のほうが上ではあろうが。

では、老化の過程で脳機能が著しく衰えて認知能力を保てなくなったら、一線を超えたとみなして、それまでと同じ敬意をもって接しなくてもいいのだろうか。この問いに答えるのは非常に難しい。認知能力を失った人が存在することには疑問の余地がない。彼らをどう介護し、どれくらいの期間どのような延命措置を施せばいいかという、厳しい現実問題もある。

意識の終焉が明確に定義できれば、この難問に答えが出せるのか。またそれを定義することで、救命治療や生命そのものを停止する決断にどんな影響が及ぶのか。倫理学者はいろいろな角度から考えている。議論されているテーマのひとつに、認知症患者のリビング・ウィルを尊重すべきか、がある。たとえば、生命倫理学者のレベッカ・ドレッサーとロナルド・ドゥオーキンは、「マーゴ」と呼ばれるアルツハイマー病の女性の事例をどう扱うかで対立している。[9] ドゥオーキンの意見はこうだ。マーゴはかつて法的な効力のある文書に署名して、自分がアルツハイマー病になったら命にかかわる病気への治療をいっさい受けないと宣言していた。したがって、彼女の意思は尊重されるべきである。「ドゥオーキンは、自律の原則〔患者が自分で考えて判断する自律性を尊重しなければならないという原則〕、恩恵の原則〔患者にとって恩恵となることはするべきだという原則〕、そして生命の尊厳を彼なりに検討したうえであああした立場をとったのだ」とドレッサーは理解を示す。だが、続けてこう反論する。マーゴがその宣言をしたときには、認知症になっても幸せに生きられるのを知らなかったのではないか。自分の認知能力が衰えたことがわからないのだから、彼女は今でも日々の暮らしや活動を楽しんでいるかもしれない。彼女が治療可能な肺炎にかかっても、抗生物質を与えてはいけないのだろうか。彼女はもはや自分の治療法を決められないけれども、抗生物質を与えないという判断が正しいとは思えない。

このように、たいして複雑には見えない事例からも、パンドラの箱を開けたかのように厄介な問題が次々と飛び出してくる。右のような倫理学者の分析を目の当たりにすると、医学や科学の訓練を受けた者はいささか戸惑いを禁じえない。きっとドレッサーは、神経科病棟を歩いたこともなければ、アルツハイマー病にかかった本物の患者を世話したこともなく、つぶさに観察したこともないのだろう。もしあれば、認知症の末期にある患者がほとんど何も認識していないことに確信がもてたはずだ。内面に何らかの崇高な状態が実現されていると考えるのは、かりにその可能性を思いめぐらせるだけであっても、患者に自己認識能力があるのを前提としている。だが、患者の心と脳がその機能を失っていることは、客観的に証明できる事実である。ドレッサーの論法など成り立ちようがない。思うに、「もし……だったら」という議論をこうして倫理学者がいつまでも続けているから、現代社会が直面する本当に重要な問題になかなか取り組めないのだ。その問題とは、認知症が、救命措置を施す必要のない状態に当てはまるのか否か、である。

今後の展望

責められるべきは老いではなく、それに対する私たちの姿勢である。
……キケロ著『老年について』［邦訳は岩波書店］より（紀元前七三年）

大事なのは、どれだけ年をとっているかではなく、いかに年をとるかだ。
……中国のことわざ

生きている以上、老いを避けることはできない。だが、老いには好ましい側面もある。健やかに年をとって賢明な考え方ができるようになってからでないと、味わえない心の喜びがあるのは事実である。自由奔放な若者を見ていると、こちらの気持ちまで弾んでくる一方で、どこか彼らの姿が滑稽に映るのも否めない。限られた行動パターンを繰り返しているだけだからだ。自分自身や他者の行動パターンは、年を重ねるほどよくわかるようになる。そうなれば、人が思わぬトラブルに巻き込まれないように、また人が相手の立場に立てるように、手助けをすることができる。これは高齢者にとって嬉しい責任でもあるのだ。重要なのは、永遠の命を求める老化研究ではない。生きているあいだを健康に過ごすことを、私たちは目指すべきなのである。

それでも、大勢の人の知的機能が失われる厄介な現実はつねにつきまとい、私たちを心底悩ませ、数々の倫理問題を突きつける。胚がいつから人になるかの問題と同じだ。老化に伴う脳疾患の場合にも、似たような疑問が浮かび上がるのがわかるだろう——一度与えた人という身分を、取り消すことが許されるのか？　今の時代に生きる私たちは知っている。自己、個性、および他者を認識する能力と私たちの人間らしさは、脳によって生み出され、維持され、管理されていることを。脳は複雑だが一個の器官であり、そういう意味では心臓や腎臓や肝臓と変わらない。しかし、これらの臓器について考えても愛情は湧かないし、それが独自の存在であるかのような不安に駆られることもない。臓器が病気になれば、新しいものと取り替えるために移植待ちのリストに登録する。では、脳はどうか。もしも移殖が可能だとしたら、機能が衰えて認知症になった脳を取り替えたいと思うだろうか。

きっとそうは思わないだろう。たとえばあなたが、戦場で心臓を撃ち抜かれて死んだ若い男性の脳を移植しても、その脳はあなたではなく、医療で修理を施したその若者である。この単純な事実からはっきりとわかるように、あなたはあなたの脳にほかならない。ニューロンが相互接続された巨大なネットワークが、ある種の化学物質で調節されたある種のパターンで放電し、何千ものフィードバックネットワークに制御されている——それが、あなただ。そして、あなたであるためには、こうしたシステムがすべて正常に働かなくてはならない。

車の例で考えてみよう。あなたが生まれてはじめて買った車は「ネリー」である。ネリーはあなたの人生の一部であり、心の一部であり、さまざまな物語にかならず登場した。ネリーの運転を覚え、ネリーに乗ってはじめてのデートに出かけた。ほかにもネリーのなかでどんなことが起きたかは神のみぞ知る。だが、ネリーは錆びついて動かなくなってきた。メーカーも部品の製造を中止してしまった。それでも、ネリーの体——車体——はまだそこにある。ネリーの隣りには新しいホンダが止まっているけれど、ネリーは心のなかに生きているので、処分するつもりは毛頭ない。
「おじいちゃん」は認知症になって、見る影もなく変わり果てている。錆びてしまったのだ。ニューロンは正しく働いていないのに、どこか自動的でうわべだけの意識らしきものは残っている。肉体はそこにあり、その姿を見るたびにおじいちゃんがどういう人だったかを思い出す。もっとも、おじいちゃんのほうは、自分がどういう人間だったかも、あなたがどういう人かも思い出すことはない。ネリーとおじいちゃんには共通点がたくさんある。ネリーと同じでおじいちゃんも、彼自身の心ではなく「あなたの」心に働きかけている。おじいちゃんは、自分自身ではなくあなたの心のなかに生きているのだ。ネリーのように。

脳神経科学が明らかにした事実をできるかぎり理性的に受け止めるなら、おじいちゃんはもはや私たちの一員とは言いがたい。だからといって、誰が彼から人としての身分を取り上げたいと思うだろうか。安楽死させようと考える者などほとんどいないだろう。延命治療を止めるべきだと、倫理学者がどんなにもっともな意見を唱えても、おじいちゃんはひとりひとりの心のなかで、また私たちの集団としての精神のなかで歴とした身分を得ている。なぜか？　ひとつには、どれほど脳機能が衰えようと損なわれようと、もはや人とみなさなくてよいという一線など引けそうにないと思えるからだ。

この問題については、現代史に恐ろしい事例がある。一九三九年、ヒトラーは「治癒不能」と見られる患者に「慈悲死」を与えることを許可した。多少の反対もあったものの、結局一九四一年にはベルリンのガス室で実施され、七万人以上の男女が殺された。今では次のことがわかっている。「さまざまな隠れ蓑を着た安楽殺人［が実施された］。第三帝国じゅうの病院や精神病院で、患者は飢餓療法や過剰投薬などの手段で殺害された。一九三九年から四五年にかけて、種々の安楽死計画により約二〇万人の命が奪われたと見られている」(10)

もちろん、他者の命を終わらせるのと、事前指示書などの合法的な手段を通じて自分自身に対する通常外の医療措置を打ち切るのとでは、じつに大きな違いがある。認知症の末期にある患者が、まだ頭がしっかりしている頃に事前指示書を書いていた場合、その患者に抗生物質を投与するのか。不治の病にかかった人には、自らの死を自ら決めることを許すのか。

患者を取り巻く人間関係、法律、医療、宗教など、安楽死を考えるときには多方面からの検討を避けて通れない。それでも、自分の命の終わりを自分で決めることは、じつにさまざまな方法ですでに行なわれている。私自身は安楽死を選べないだろうが、多種多様な民族や宗教が集まるこの社会では、個人がそうした選択をするためのシステムがあってしかるべきだと思う。末期患者や、身体を完全に衰弱させる疾患にかかっている患者がそれを望むなら、尊厳ある方法で生命に終止符を打つことを社会は認めざるを得ないだろう。

第2部

脳の強化

ともにイェール大卒の夫婦が子供を作ることにした。ふたりが考えている方法は体外受精。新しく開発された手法で受精卵の遺伝子を検査すれば、普通に妊娠して産むより頭のいい子供を授かる確率が飛躍的に高まるからである。ふたりともハーヴァード大学には入れなかったので、子供には双方の優れた遺伝子だけを受け継ぐようにして、よりよいチャンスを与えてあげたいと思っている。こうした話は、もはや夢物語ではない。今後五〇年のうちには、この夫婦の望みが叶う可能性がある。

理想の子供に育てるためなら、親はどんな努力も惜しまない。自分の子供が、ギャリソン・キーラーの小説に出てくるレイク・ウォビゴンの住人のように、「女はみな強く、男はみなハンサムで、子供はみな平均以上」であってほしいと願わぬ親がいるだろうか。不可能なことなどないと、その気になれば何にでもなれると、アメリカでは誰もがそう教わって大きくなる。子供の脳には環境の要因が大事だと考えて、親は子供に、良い家庭、親としての愛情、質の高い学校教育、正しい栄養、適切なおもちゃ、刺激に満ちた環境を与えようと努める。たしかに、適切な教育を受けさせることが子供の発育に大きな影響を及ぼすのはまず間違いない。その一方で、最先端の生殖技術を利用して、より優秀で頭のいい胚をはじめから選びたいとの声が高まっているのも事実だ。

体外受精のあとで遺伝子診断をし、望ましい子供だけを選んで産むという「デザイナーベイビー」には、どこか人を不安にさせる不気味なイメージがつきまとう。だが、見方によっては、けっして目新しい戦略ではない。進化生物学者や心理学者は、人が何を基準に妻や夫を選ぶかを長年にわたって研究してきた。私たちは、できるだけ頭がよく、できるだけ美しい配偶者を捜し求める。ブロンドが好きか、違う髪の色が好きか。背が高くて痩せた人が好きか、がっしりした体型が好きか。頭のいい人、元気な人、陰があって謎めいた人、何でもいい。自分の好みを自覚して、会う人すべてをその基準でふるいにかけてから、誰と子供を作るかを決める。これは立派な遺伝子診断である。こうした「自然な」遺伝子診断はじつに効果的なので、人類が誕生して以来ずっと行なわれてきた。

だが、近代的な体外受精（ＩＶＦ）によって性別や特徴を選べるようになると、状況は一変する。個人の好みをもとに選ぶ作業から、製品開発をして製造する工程へと移行するのである。夫婦は、理想の子供を手に入れる確率ができるだけ高まることを願いながら、好きな胚をひとつ選ぶ。もうフォードはいらない、ＢＭＷだけが欲しい、というわけだ。現在でも、インターネットのグーグル（Google）で「ＩＶＦ」を検索すればいくつもの専門病院がヒットするし、それぞれのウェブサイトにはどんな特徴のドナー卵子を提供できるか——学歴、髪の色、身長など——が書いてある。そうしたサービスを利用すれば、望み通りの特徴を併せ持つ卵子を手に入れるのも夢ではない。つまり、直接的にしろ間接的にしろ、子供の改良や強化を目的とした商売はすでにいくらでも行なわれている。しかも、最新の技術を駆使すれば、選択した胚の遺伝子構造そのものを変えられる可能性も開けてきた。それに伴い、しだいに問題が浮き彫りになってきたようである。

はたして親が子供の遺伝子を操作するのは許されるのか。私たちは反射的に「許されない」と答えたくなる。だが、ことはそう単純ではない。よく考えてみると、この問いが本当は三つに分かれるのがわかるだろう。ひとつ目は、科学の力で「頭のいい遺伝子」を選ぶのは可能なのか。ふたつ目は、かりにそれが可能だとして、子供がどういう人間になるかは遺伝子だけですべて予測できるのか。そして三つ目は、人間がペトリ皿の中身にかんする決定権を持っていいのか、それとも自然に任せるべきか、である。困ったことに、ほとんどの人は最後の質問にばかり飛びついて、第一、第二の問いへの答えが意味するところを深く考えていない。

そこで、本章ではまずひとつ目の問いから始めてみたい。そもそも可能なのだろうか？　ともにハーヴァード大学のスティーヴン・ピンカーとマイケル・サンデルは、着床前診断などによる遺伝子選別で人間の能力を高めることについて、それが実現する見込みはあるのか、望ましいことなのか、実用性はどうなのかといったテーマでしばしば議論を戦わせている。ピンカーは進化心理学者で、サンデルは倫理と政治を扱う哲学者だ。こういったテーマを話し合うには絶好の組み合わせである。どちらも旧来の考え方に縛られすぎることがなく、どちらも科学的、社会的な視点から根拠に基づく合理的な答えを導こうとしている。

えてしてピンカーは、科学が大胆なことを実現するという見方に懐疑的な立場をとる。[1]なんといっても、性別や瞳の色を選ぶのと、知能や運動能力や性格まで変えるのとでは、まったく話の次元が違う。たとえば、知能を高めることを考えてみてほしい。知能という形質には多数の遺伝子がかかわっている。数百、数千とまではいかないにせよ、数十の遺伝子が働いた結果である。また、一個のニューロンが発火するだけで、五〇〇から一〇〇〇の遺伝子産物が関与すると見られている。[2]それだけ複雑なメカニズムを土台にして知能が成り立っているのなら、着床前診断で高い知能の遺伝子を簡単に選べるなど、軽はずみに信じてはいけないと考えるのが当然だろう。ボールが転がってカーテンのうしろに入っても、赤ん坊の脳は、ボールが消え失せたのではなく隠れているだけだと理解している。その背後にはどれだけ入り組んだ遺伝子発現がかかわっていることか。それを思えば、知能の複雑さがわかるはずだ。

一方サンデルのほうは、将来的には科学の力でこうした選択の自由が与えられると考えている。そのうえで、この種の遺伝子操作にかんして本当に心配しなければならない点は「過剰な人為の行使」だと説く。「『過剰な人為の行使』とは、自分たちの目的を果たすため、自分たちの欲望を満たすために、人間の本性も含めたあるがままの自然を作り替えようとするプロメテウス的な野心をいう。問題なのは、機械論に傾くことではない。すべてを支配したいという衝動を持つことだ。支

配への衝動は、人間の生得の能力と成果が持つ素晴らしい特質を軽んじているだけでなく、それを破壊するおそれすらある」(3)

ピンカーの主張にもサンデルの主張にも重みがあり、議論を促すさまざまな論点を含んでいる。私自身は、部分的にはどちらの言い分にも同意できる。しかし、人類にとって、またこの種の脳神経倫理の問題にとって、「過剰な人為の行使」が何を意味するかについては私の見方は異なっている。つい最近まで、知能のように多くの遺伝子がかかわる形質を選別するなどばかげていると思う研究者がほとんどだったろう。ところが、遺伝子地図が驚くほどのペースで作られているのを見れば、科学が猛スピードで進歩しているのがよくわかる。もはやばかげたアイデアとばかりも言えなくなってきて、実現の可能性を考慮する必要が出てきた。遺伝子操作についてのサンデルの懸念は十分に理解できる。とくに、親が子の特性を選ぶことが、新しいかたちの優生学につながりかねないという点では同意見だ。ただ、「過剰な人為の行使」を恐れるのは見当違いだと思う。サンデルが言うような「過剰な人為の行使」は、科学と発見の現代にあっては避けることができない。物事の手順をどれだけ隙のないものにしても、その手順を悪用する者はかならず現れる。それに、そもそも「過剰な人為の行使」とは何なのか。生存を確実にしたいという、人類が進化の過程で獲得した衝動にほかならないのではないか。だとすれば、生物としての人類が自分たちの未来を断つような決断を下すはずがない。そのことは歴史が証明している。たしかに私たちは原爆を発明し、実際に使いもした。その一方で、それが二度と再び使われることのないよう懸命に努力もしている。人間は好奇心旺盛な生き物であって、それはいいことなのである。何があろうとその好奇心を押しとどめるべきではない。ただし、好奇心を傾けた結果が、自分たちに不利になるとわかれば話は別だ。そう考えると、人間が過剰な人為を行使することは、科学的成果を応用するにあたってむしろ抑制と均衡を保つ仕組みとして機能している。

予防策を考えなくてよいと言っているわけではない。医療に役立つ新発見を実用化する前に、悪影響が現れないかどうか検討する必要はもちろんある。ただ、よからぬ結果を恐れるあまり、何も起きないうちから科学の進歩を阻もうとするのは間違いだと言いたいのだ。遺伝子選別と「過剰な人為の行使」の問題について言うと、知能や気質などの心理学的な特徴を基準に遺伝子を選ぶことが現実のものになりつつあるのなら、それを実行したら社会にどんな影響が及ぶかをすぐにでも考え始める必要があるだろう。そこで私は、まずこの問題について何が事実で何が嘘かを明らかにしたい。すでに実現していることは何か、今後どんなことが可能になりそうか、実現しそうにないことは何か、である。

着床前診断で何ができるか

着床前診断という驚異の技術によって、今や私たちは子供の特徴を決める力を手にした。二〇〇二年には、アメリカで約六〇〇〇件の着床前診断が行なわれている。着床前診断では、たとえばテイサックス病の原因遺伝子のような命にかかわる遺伝子の有無を調べることができる。難しい技術を要する手法で、体外受精で作った受精卵が八個の細胞にまで分割したとき、そのうち一個の細胞を取り出して検査する。その一個の細胞には胚の遺伝情報がすべて含まれているので、ポリメラーゼ連鎖反応法と呼ばれる魔法を用いてDNAを大量に増やし、詳しく調べる。その結果、好ましくない遺伝子を持っているとわかれば、胚は廃棄される。悪しき遺伝子が見つからなければ、胚を子宮に着床させて、正常な妊娠を成立させる。こうした一連の手順は迅速に行なわなければならない。八細胞期に入るのは、だいたい受精から三日目。五日目までには胚を子宮に戻す必要がある。つまり、医師と親が決断を下すのに四八時間の猶予しかない。

今のところ、着床前診断はおもに染色体異常を調べる目的で実施されており、ハンチントン舞踏病や筋緊張性ジストロフィーなど、さまざまな病気について原因遺伝子を発見できるようになっている。実施件数の約二割は、テイサックス病や嚢胞性線維症といった、単一の遺伝子が原因で起きる病気の有無を確認するために行なわれている。羊水検査などの方法でも発見はできるのだが、もっと妊娠が進んでから実施されるため、その時点で異常が見つかって妊娠を中止するのを避けるために着床前診断を好む夫婦が多い。

検査の対象となる異常には伴性遺伝病が多く、夫婦どちらかの家系に遺伝していることがすでにわかっているケースもある。そのため、X染色体上の遺伝子が原因の病気（副腎白質萎縮症など）が家系のなかに見られる場合は、検査でまず女性の胚を選び出すことになる。したがって、着床前診断が性別判定に利用されるのも、無理はないのかもしれない。事実、着床前診断を男女産み分けの目的で使うことの是非をめぐって、現在きわめて激しい議論が繰り広げられている。恐ろしい病気を発見するために着床前診断を利用することには、たいていの人が納得できるようだ。胚に何かをすることへの抵抗は強いとはいえ、致死遺伝子を持つ子が生まれてくるのを避けるのはおおむねよいことだとみなされている。倫理学者や道徳心の強い人々が懸念を示すのは、親の望みを叶えるだけのために着床前診断が用いられる場合だ。だが、その話をする前に、科学が切り開いた別の可能性にも目を向けてみたい。

ヒトゲノムプロジェクトの責任者、フランシス・コリンズは、多数の遺伝子がかかわるもっと複雑な疾患も、わずか五年から七年のうちには着床前診断で発見できると考えている。そのひとつの方法として、特定の病気にかかっている人といない人のDNAを比較すればよいと述べている。どれか一本の染色体——たとえば第7染色体——を比べれば、一〇〇〇塩基対にわずか一個の割合で存在する塩基の並び方の違いから、遺伝子発現の個人差が読み取れるというのだ。

この方法の素晴らしいところは、病気以外にも適用できて、多数の遺伝子がかかわるさまざまな特徴、たとえば知能などを調べる道が開けることだとコリンズは語る。もしコリンズが正しいのなら、ピンカーは間違いであり、心理学的な特徴を基準にした胚の選別も可能ということになる。こんなことが実現するなど、数年前までは考えられなかった。「ハップマップ」と呼ばれる染色体の地図を見ると、染色体の特定領域の塩基にわずかながら重要な差異が存在することがよくわかる。このわずかな差異の見られる箇所を「一塩基多型」、略して「SNP」と呼ぶ。ヒトゲノムには約一〇〇〇万個のSNPがあると見られていて、近くに位置するSNPどうしの相関関係を突き止めることが分子医学の目標となっている。これまでのところ、ひとつのSNPと、近くに位置する複数のSNPのあいだには強い相関が認められることがわかっている。それというのも、私たち全員がわずか一〇万年前に約一万人の共通の祖先から進化したからだ。

したがって、ある染色体のどこかの断片を眺めた場合、共通の祖先からほぼ変わらずに受け継がれてきたひとつながりを見ていることになる。この事実は、病気に遺伝的な原因があるかどうかを探るうえで非常に役立つうえ、一〇〇〇万個のSNPすべてを調べなくても、一部のSNPから他のSNPを推測できることを意味している。複数のDNA断片から、ゲノム全体を表す標準的なSNPパターンを定めることもできる。このように、DNA断片内でのSNPどうしの相関を図示したものを、ハップマップと呼んでいる。

フランシス・コリンズは数年前、生命倫理評議会の会合に参加して、右の一連の進展を説明したあとでこう述べた。「たとえ生物学的なメカニズムがわからなくても、この情報をすぐに使いたくなる誘惑に駆られるだろう。研究によって、特定のハプロタイプ［まとまって子孫へ伝わるSNPのセット］が特定の表現型と関連しているとわかれば、その情報の使い道は簡単に思い浮かぶからだ。

こうした事情もあるために、着床前診断を用いて特性を調べることが、一〇年以内には現実味を帯びてくると考えている。かりに生物学的な仕組みがわからなくても、遺伝子から特定の関連性を見出せるのなら、その情報を使いたくなる人はたぶん現れるだろう。そういう意味でも、この方面の実現は速まると思う[4]」

だとすれば私たちは、生物学の大きな進歩によって、文化が計り知れないほどの影響を受ける時代を目前にしていることになる。これまでの通説では、脳を作り上げて心を生み出すのに遺伝子が影響しているとしても、多くの遺伝子がかかわっているので遺伝子操作は心配しなくてよいとされていたし、それがピンカーの持論でもあった。だが、それは間違っていたのではないか。複雑な疾患にかかわる複数の遺伝子を突き止めるのと同じ技術で、複雑な知的能力をつかさどる脳内メカニズムに関与する遺伝子も暴かれる可能性がある。もはや避けられない事態なのかもしれない。

しかし、遺伝子の地図を作成し、多数の遺伝子がかかわる特性を選べるようになったとしても、はたして遺伝子だけで人間が決定されるものなのだろうか。その人の知的能力が遺伝子でどの程度予測できるかを、私たちは理解する必要がある。たしかに遺伝子は、考える能力の骨組みを組み立てているのだろう。だが、思考や記憶の中身、そして複雑な知的活動の数々は、環境や、骨組みのなかにある要素どうしの相互作用に強く影響されているかもしれないのだ。

遺伝子と必然性

私たちは昔から「遺伝か環境か」の議論が大好きである。両極端な見方がどちらの側にも現れたかと思えば、それが修正され、また勢いを盛り返し、再度否定されては再び主張される。論争に終わりはない。しかし、今ではほとんどの研究者が、さまざまな領域で遺伝子が何らかの役割を果たしていると考えている。知能指数（ＩＱ）、運動能力、容姿などについてもそうだ。こういった特性において遺伝子が役割を果たすとは、具体的にどういう意味なのだろうか。

行動遺伝学の研究によって明らかになり、広く受け入れられている法則が三つある。[5] 第一の法則は、あらゆる行動特性に遺伝性が認められる（つまり次の世代に遺伝する可能性がある）こと。第二の法則は、同じ家庭で育った影響は、遺伝の影響よりも小さいこと。第三の法則は、人間の複雑な行動特性に個人差が見られる理由には、遺伝子や家庭環境以外の要因が占める割合が大きいことである。

まず第一の法則から見ていこう。ＩＱや攻撃性、一日にテレビを見る時間や喫煙量など、さまざまな行動特性を調べたところ、すべての行動特性に多かれ少なかれ遺伝性が見られることが明らかになった。この法則は、高校卒業率、犯罪歴、離婚歴といった行動特性にまで当てはまる。[6] 調査対象となった行動特性を大まかにくくると、認知能力、性格、精神病理の三つのグループに分けられるが、[7] そのいずれについてもある程度の遺伝性が認められた。

ただし、われらがイェール大出身の夫婦が、ＤＮＡだけに頼って頭のいい子供を手に入れられるかどうかは疑問だ。行動特性のなかでもとりわけさかんに研究されているのは、全般的認知能力、すなわち知能指数（ＩＱ）である。ＩＱが家族のなかでどれくらい似ているかを調べるため、百十数件の研究結果（合計一万組以上の双子を対象にした三〇件の双生児研究を含む）を高度な手法で分析したところ、ＩＱに遺伝的要因が寄与する比率（これを遺伝率という）は約五〇パーセントとの答えが出た。[8] ＩＱの相関がいちばん高かったのが一卵性双生児で〇・八六、最も低かったのは親と養子の組み合わせで〇・二〇だった。

言語能力や空間把握能力などの認知能力についても、遺伝的要因の影響が強いことがわかっており、ＩＱと似た遺伝率を示している。[9] ＩＱの遺伝率を発達段階ごとに比較したところ、幼児期には二〇パーセント、児童期には四〇パーセント、青年期には五〇パーセント、成人になると六〇パーセントと、しだいに遺伝率は高くなっていた。[10] 言い換えれば、年をとればとるほど、自分のＩＱは生みの親のＩＱに似てくる。この発見は、年齢を追うごとに環境の影響が強くなるという世間一般の認識と真っ向うから対立する。

ＩＱはたった一個の遺伝子で決まるのではなく、複数の遺伝子が関与していて、しかもそれぞれの寄与の度合いが異なっているらしい。[11] このように複数の遺伝子がかかわっているから、遺伝子診断などで選別するのは不可能と考えられていたわけである。

性格も、遺伝性の高い行動特性である。性格が遺伝するという考え方は、すでにダーウィンの時代からあった。[12] 行動遺伝学の分野を代表する研究者のひとり、ロバート・プロミンによると、一卵性双生児と二卵性双生児の性格の相関は、前者が〇・五〇で、後者が〇・三〇である。五つの性格特性（開放性、誠実性、外向性、調和性、神経症傾向）の遺伝率は五〇パーセントである。[13] 認知能力の場合と同様、性格の遺伝についても、たった一個の遺伝子が大きな影響を与えているわけではないようだ。

ある種の精神病理も遺伝するようである。親きょうだいが統合失調症にかかっていると、その人自身も統合失調症を発症する確率は一般の人の八倍も高くなる。[14] 双極性障害（躁鬱病）についての家系研究からは、親きょうだいに双極性障害の患者がいない場合は発症率が一パーセントなのに対し、いる場合は六パーセントであることが明らかになった。[15] こうした研究は、いかにも遺伝の影響が大きそうに思わせるが、けっして家庭環境が精神病理に及ぼす影響を排除しているわけではない。ただし、不安関連の性格特性に見られる多様性の七〜九パーセントは、神経伝達物質のセロトニン濃度に影響する遺伝子が原因と見られている。[16]

行動特性に遺伝的要因が寄与しているということは、脳の発達と、脳システムに関与する神経回路の形成を陰で操っているのが遺伝子だという意味である。人の気質をつかさどる脳システムについてもそうだ。何か心理に働きかけるような出来事に直面したとき、どんな感情を抱くかはその人の基本的な気質に左右される。そして、そのとき抱いた感情によって、出来事をどう解釈するかが違ってくる。遺伝子はこういうかたちで精神生活に影響を及ぼしているのであって、一挙手一投足、あらゆる思考、あらゆる反応を遺伝子が決めているわけではない。遺伝で受け継いだある種の特性が、行動の仕方に影響を与えているというだけだ。理想の子供を作ろうともくろむ夫婦が幸運に恵まれ、子供に遺伝させたいと思うような気質遺伝子を持っているとしても、彼らはサリーおばさんがもっていた遺伝子も受け継いでいるかもしれない。サリーおばさんがどんな人だったかは誰でも知っている。それに、たとえ申し分のない遺伝子を持っていても、第三の法則があるかぎり、結果がばらつく余地は大きい。

では第二の法則に移ろう。行動遺伝学の第二の法則は、家庭環境の影響は遺伝の影響ほど大きくない、というものだ。つまり、きょうだいが共有する環境――お母さんが作るおいしい料理、兄弟姉妹と遊んだ楽しい時間、お父さんの気の利いたせりふ――の影響よりも、共有する遺伝子の影響のほうが大きいのである。スティーヴン・ピンカーはこう書いている。「血のつながったきょうだいが大人になると、一緒に育った場合も離れ離れに育った場合も、似方に違いは見られない。……養子のきょうだいは……町でふたりの人間をでたらめに選んで連れてきたのと同じくらい似ていない。……一卵性双生児は、まったく同じ遺伝子を持っていることから予想される程度にしか似ていない[17]」。どうやら、きょうだいが共有する家庭環境はわずかな役割しか果たしていないらしい。私たちがどういう人間になるかを決めるうえでは、共有されていない環境こそが重要な役割を果たしている。優れた遺伝子だけを選んで作ったジョニー坊やも、悪い仲間と付き合えば、せっかくの遺伝子操作が水の泡になるかもしれないのだ。

次は第三の法則。いよいよここからがおもしろくなってくる。先ほども触れたが、一卵性双生児が一緒に育てられても、一〇〇パーセント同じにはならない。何か別の要因が行動に影響を及ぼしている。行動遺伝学の第三の法則が働き、予見できない要素が人生の舞台に登場してくるのはここだ。第三の法則が指摘しているのは、遺伝子と共有環境の影響では、きょうだいのあいだで行動に差異が生じる理由の約五〇パーセントしか説明がつかないということである。[18] 共有する環境が問題なのではなく（第二の法則）、共有「していない」環境が重要らしいのだ。

一家に子供がふたりいて、ひとりは好ましい仲間と付き合い、もうひとりはそうでないとする。このふたつの状況は、それぞれの子供の発達と内面の成長に計り知れないほどの影響を及ぼす。私たちの言葉の訛《なま》りが、ほぼ間違いなく親ではなく子供時代の仲間の訛りに似ることからも、仲間集団の重要性がわかるだろう。移民一家の子供は、新しい祖国の言葉はもちろん、文化も身につけるのが普通だ。[19] また、タバコを吸う子や犯罪に走る子は、親よりも仲間集団からの影響をはるかに強く受けていることも明らかになっている。[20]

しかし、仲間集団の影響だけで、行動に差異が生じる理由の残り五〇パーセントは説明できない。それどころか、非共有環境で説明できるのはばらつきの二パーセントにすぎないとの見解もある。[21] では、あと四八パーセントはどこからくるのか。ヴァージニア大学のエリック・タークハイマーとメアリー・ウォルドロンは、「事故や病気、衝撃的な体験などの、規則性がなく突発的で特異な出来事」のせいだろうと述べている。[22] スティーヴン・ピンカーはと言えば、脳を組み立てる過程で起きた偶発的な出来事と、「人間の力ではどうにもならない運」に左右されているのではないかと考えている。[23] さて、イェール大出の夫婦にはどんな手が打てるのか？　何もできはしない。バンパーステッカーの言葉ではないが、人生とはままならぬものなのだ。

以上を総合すると、私たちの人間性を決めているのは、遺伝子と環境の「相互作用」だと言える。骨組みを作るのは遺伝子だが、細かい部分は環境とのやり取りを通して微調整されていく。ヒトの遺伝情報を書き記しただけでは、人間を説明したことにはならない。優れた遺伝子を集めて胚を作ることと、複雑なまとまりを備えた人間に成長することは、まったく別の問題である。胚が、精子と卵子とは別個の存在であるのと同じだ。

では、許されるのか？

賢い判断をするための情報をある程度得たところで、倫理問題の核心に斬り込んでみたい。遺伝学が途方もない進歩を遂げ、ハップマップなどのさまざまな技術も開発された今、遺伝子改変はそう遠くない将来に現実のものとなる可能性がある。知能を高める遺伝子を挿入したり、知能が最も高い遺伝子を持つ胚を選んだりできるようになったら、それを実行に移すことに倫理上の問題はあるだろうか。ピンカーのように、そもそもそんな未来は実現しないと信じるのもいいだろう。または、神経の発達に不具合が生じるのではないかとか、「不自然」なものは嫌いだとか（原子力発電所であれ遺伝子組み換え食品であれ）、いろいろな理由をあげて疑いの目を向ける人も現れるはずだ。あるいはサンデルの陣営に加わって、人間が手を出すべきでない領域に人為を過剰に行使するのは倫理上許されるのかを心配する人もいるだろう。

思うに、私たちのするべきことはただひとつ。一歩下がって、着床前診断による男女産み分けの問題がどういう状況になっているかを眺めてみればいい。そうすれば、人間はけっして人為を過剰に行使したりしないと安心して信じられるだろうし、またそう信じるべきなのである。世界を見てみるといくつもの国や地域で、個人の意志で作られた性比が、あるべき男女のバランスを崩して社会問題となっている。女性より男性がかなり多くなり始めると、社会構造そのものが危うくなる。最近まとめられた報告書によると、現状は次のようになっている。「一般に、女児一〇〇人に対して男児一〇六人という出生性比を少しでも上回るようなら、性比を意図的に操作している証拠とみなされる。現在、性比に歪みを生じている国と地域の例を、わずかではあるが以下にあげたい（数字は最新のもの）。ベネズエラの性比は一〇七・五、ユーゴスラヴィアは一〇八・六、エジプト一〇八・七、香港一〇九・七、韓国一一〇、パキスタン一一〇・九、インドのデリーで一一六、中国一一七、キューバ一一八。コーカサス地方のアゼルバイジャン、アルメニア、およびグルジアでは、一二〇にまで達している[24]」

たとえば中国で現在の性比が続けば、二〇年後には結婚適齢期の男性の数が女性を一五〇〇万人も上回ると予想される。性比がここまでアンバランスになれば、どんな影響が現れるだろうか。ひとつには、社会が攻撃的になることが考えられる。結婚して家族を持つことには、人を社会生活に適合させるという効果があるのに、その輪からのけ者にされた男性は、欲求不満の捌《は》け口を求めて暴力的な行動に向かうおそれがあるのだ。男の子が欲しいという個人の判断で始まったことが、最後には社会問題に発展していく。

人間は社会生活を営む動物である。自然界の制約の範囲内でいかに生き、いかに変化し、いかに繁栄するかを考えてきた。男か女かを選ぶという一見害のなさそうな行為は、私たちの社会を揺さぶり、私たちの精神に影を落とす。個人の倫理感の問題にすぎないと思われたものが、社会全体にかかわる大きな意味合いを持っていたとわかる。あまり考えたくないことではあるが、社会にこれほどの代償を強いる問題については、もはや個人で勝手に判断するのが許されなくなるかもしれない。いわば、環境意識を持つことに似ている。ひとりのヨット乗りがヨットからゴミを捨てたところで、とくだん問題にはならない。しかし、一〇〇万人のヨット乗りがそれをやりだしたら大問題である。現代のヨット乗りはこの点を十分心得ていて、海にゴミを捨てることなどめったにない。

とはいえ、性別選択のような問題を、社会を優先させる姿勢で解決しようとするのは危険と背中合わせでもある。出産にかかわる選択を、個人が外からの圧力を受けずに決められるようにするのが、この種の問題にかんする政策を立案するうえで倫理上重要なポイントでもあるからだ。だが、良識ある対応が、着床前診断を行なっている医師たちのあいだから自主的に生まれてきているようだ。興味深いことに、大勢の医師や医療提供者が、国の指示を待たずに独自の規則を定めているのである。彼らはサービスを続けながら、ほとんど自分たちの倫理感だけを頼りにルールを作っている。マイクロソート社がそのいい例だろう。マイクロソート社は、最新の技術で精子を選別して、男女どちらかを高い確率で産ませるサービスを提供している小さな会社である。この会社は、第一子にはサービスを提供しないという規則を定めている。ただし、第二子に対しては、「家庭内のバランスをとる」との理由で、その規則を適用してはいない。

これらは賢明なルールであり、新しい技術や能力を手にしても私たちが分別を失っていないことを示している。もっと注目すべきは、新しい技術に「最も近い」人々がすぐさま良識ある対応をしている点だ。より大きな社会の利益が優先されているのである。このことは、男女の選別の問題と、性比のアンバランスに対する世界の反応を見れば、いっそう明らかになる。ひとりひとりの判断が、積もり積もって国全体の問題となる。子供の性別を選ぶという個人の判断が、社会に大きな影響を及ぼすことになる。こういう事態になると、私たちの社会感覚は乱され、個人の決断を修正する動きが現れる。

今後の展望

サンデルは『アトランティック・マンスリー』誌に寄せた記事のなかで、ジェイムズ・ワトソンの言葉を引用した。ワトソンは、クリックとともにDNAの構造を解明した分子生物学者である。「『本当に愚かな人間がいたら、私はそれを病気と呼ぶ』とワトソンは先頃ロンドンの『タイムズ』紙に語った。『下から一〇パーセントの人々は、小学校レベルの学習でさえ非常に困難を覚えている。その原因は何なのか？　みんなは『それはまあ、貧困とかそういう理由だよ』と言いたがるだろう。だが、たぶんそうではない。だから私はそういう状況をなくしたい。下から一〇パーセントの人々を助けたいんだ』」基本的にワトソンは、遺伝子を選別するかどうかは個人の自由な選択に委ねるべきだと考えていて、それはサンデルの次の文章からもうかがえる。「数年前、ワトソンは次のように語って物議を醸した。同性愛の原因遺伝子が発見されたら、その遺伝子を持つ子を妊娠した女性には堕胎の自由が認められるべきである、と。この発言が大きな議論を呼ぶと、彼は、自分はゲイを差別しているわけではなく、ひとつの原則を述べているのだ、と答えた。その原則とは、どんな内容であれ、女性には遺伝子を理由に堕胎する権利が認められるべきだ、というものである。たとえば、遺伝子から見て子供が失読症になる、音楽の才能がない、背が低くてバスケットボールの選手に向かない、などの理由でもよいとしている(25)」

世界を代表する生物学者のひとりが、母親の選択であるかぎりほとんどどんな理由であっても遺伝子技術を用いてよいと唱えている。しかも、世界のさまざまな国で、男女の産み分けがさかんに行なわれている。だとすれば、裕福な人々が世界中の高級な病院で、遺伝子選別をごく普通のサービスとして利用するようになるのは間違いないし、その目的もますます多様になっていくだろう。

要するに、優生学が新しいかたちで復活してきたのである。遺伝子の未来を方向づけ、選び取る、あの恐ろしいプロセスが。現代版優生学を擁護する人々の言い分はこうだ。優生学は、ナチが自分たちの遺伝子観を押しつける手段としたために悪名を得たが、個人が自由に選択できるのなら、私たちはためらわずに自分たちの未来を設計すべきだ、と。結局のところ、遺伝子操作という選択肢は人間が考え出したものである。人間が自らの知力を駆使して未来を見通し、望ましい形質を選ぶことで、病気に対処し、デザインを改良しようとしている。かつてカリフォルニア大学サンタクルーズ校の学長を務め、一時期私の師でもあった著名な分子生物学者のロバート・L・ジンシャイマーは、四〇年近く前にこう述べている。「古い優生学ではたえず人々を選別して、適者を繁殖させ、不適者を淘汰する必要があった。……新しい優生学では、基本的にすべての不適者を遺伝的に最高のレベルへと変貌させられるようになる[26]」

これまでサンデルは、以上のような見解すべてに対して意見を述べてきた。そして、どの見解にも納得できないというのが彼の結論である。彼は、人間が生きる社会は進化した社会でなければならないと考えている。進化した社会とは、不完全なものや欠陥のあるもの、あるいは予想外のものともきちんと向き合い、それらを受け入れることで、かえって魅力溢れる素晴らしい特徴を生み出す社会だ。サンデルが好んで引用するウィリアム・メイの言葉がある。メイは神学者で、親が子供に与える愛情にはふたつの種類があると語る。ひとつは「自発的な愛」、もうひとつは「変容させる愛」だ。自発的な愛とは、今もこれからも子供がどんな状態であろうと与えられる愛をいう。変容させる愛とは、子供ができるだけ望ましい状態になるように手助けする愛である。子供が遺伝子設計の産物でしかない社会に移行すれば、自発的な愛というきわめて重要な概念は顧みられなくなる。

サンデルが強く促す慎重な姿勢は、私たちが手探りで未来に進む過程で、ある程度は必要だと私も思う。これまでに行なわれた大規模な社会実験は、科学的な根拠と人間の本性に対する十分な理解に基づいていると謳われながら、共産主義からナチズムまで、どれも完全なる失敗に終わってきた。すでに進化した人間の基本構造にみだりに手を加えるのが、危険な火遊びなのは間違いない。それでも私は、人間がうまく問題を解決できると固く信じている。つまるところ人間は、うまく機能するものや、有益でためになるものに順応するのがうまい。無分別で過激で愚かで、自己の権力拡大のみを図る行為が人類から消えてなくなることはないが、私たちは最後にはそうした行為を排除することができる。

遺伝子改変に対して理屈抜きで根源的な不安を覚えるのは、人の遺伝子を操作するようになれば、人間から大幅に人間性を奪うことになると感じるからだ。だが、「人間性を奪う」とはどういう意味だろう。私たちが問題にしている技術は、人間が人間であるからこそ存在している。つまり、発見し、考え、新しいやり方を見つけ出すという、人間ならではの能力を駆使して誕生した。だとすれば、そのいかにも人間らしい能力を用いることが、人間を人間たらしめている脳を使うことが、どうして「人間性を奪う」として責められるのだろう。これこそまさに、究極の人間らしい技術ではないか。それとも、遺伝子操作は原子爆弾に近いとでもいうのだろうか。たしかに私たちは原爆を作った。だが、二度と使わないという不退転の決意を固めてもいる。

私たちは偉大な知的活動を行なうこともできるし、行動を起こすこともできる。人間はたえず何かを発見している。そして、新しい事実が明らかになれば、その情報に合わせて考え方を改め、その発見がどんな影響をもたらすかを検討し、さらに前進していく。私が思うに、「過剰な人為の行使」を恐れるのはお門違いだ。全体として見れば社会はいつでも、新しい知識を思慮分別を持って使用する道へと戻ってくる。何事につけ知識を悪用する者はかならず現れる。だが、大多数の人々は、何が賢明な行動かについて共通の認識を持っている。私の考えでは、着床前診断が甚だしく悪用されることはない。かりに悪用されても、そのマイナス分よりも、新生児から病気をなくすことの利益が上回るはずだ。頭のいい子供を産み分ける手段として、着床前診断が使われることもないだろう。それを望む人がいないからではない。これまでの研究から判断して、人間の知性がどう発達するかは遺伝子だけでは決まらないからだ。遺伝子を操作して作られた子供であっても、環境とのあいだで予測不能な独特の相互作用を経験しなければ大人としての知的能力を得られない。この事実を知れば、特定の形質を持つ遺伝子を選別したとしても、それが人生のほんの一部にしか影響を与えないのがわかるだろう。

「過剰な人為の行使」とは、脳が私たちに与えてくれるものだ。少なくとも、与えてほしいと私たちが願っているものと言える。なぜならそれは、決断を下し、自分の運命を自分で切り開く能力にほかならないからである。自ら考え、思うままに行動し、運命に操られたロボットにはならないことが、私たちを人間たらしめている特徴ではないだろうか。たぶん私たちは、思いついたら何でも自由に試してみればいいのだ。それこそが、科学的探求の本質なのだから。放っておいても、人間が生まれながらに持つ道徳感、倫理感がおのずと立ち上がり、私たちの行きすぎを止めてくれるだろう。人類は自らを滅ぼしたことはない。そうする前にちゃんと思いとどまってきた。最終的に人類の利益になるのは何なのかを、私たちが見誤ることはけっしてあるまい。私はそう確信している。

4章 脳を鍛える

今は二〇〇八年。全米大学バスケットボール選手権の準決勝が行なわれているとしよう。ゲームは同点で、残り時間はあと三秒しかない。だが、緊迫感とはほど遠い空気が漂っている。これからスーパー・ジョーがフリースローをするからだ。スーパー・ジョーには、心臓機能を高める遺伝子が移植されているうえ、手と腕の動きをコントロールする脳の運動皮質を薬で人工的に大きくしてある。彼はナイキにスポンサーになってもらおうとは考えておらず、製薬会社のワイスやホフマンラロシュのロゴを着用して、脳改造薬の効果を宣伝したいと申し入れている。もはや試合は終わったも同然だ。スーパー・ジョーのフリースロー成功率は九九・九パーセントなのだから。

さて、あなたならスーパー・ジョーとナチュラル・ジョーのどちらにウィニングショットを決めてほしいだろうか。ナチュラル・ジョーは親からもらったDNAをいじっていない。毎日一二時間も練習に打ち込んでいるが、フリースローの成功率は八〇パーセントだ。強い意志と努力によって身につけた技能と、遺伝子操作や能力増強薬で手に入れた能力。私たちはどちらを称えるだろうか。

ナチュラル・ジョーには、理屈抜きでウィニングショットを決めてほしいと思える何かがある。努力の末に勝利をつかむ人は、どうしても応援したくなるものだ。映画の『ロッキー』しかり、ツール・ド・フランスの王者、ランス・アームストロングしかり。同じことをするのでも、薬の力を借りて成し遂げるのはどこか間違っている気がする。アームストロングにステロイド使用疑惑が浮上したときの大騒ぎを思い出してほしい。人はなぜこうした能力増強を許せないと感じるのだろうか。

まず指摘したいのは、私たちはすべての能力増強に反発を覚えるわけではないらしいということだ。薬による能力の増強は、それが肉体の改造であれ知力の改善であれ、同じ倫理問題が持ち上がると一般には思われている。たしかに、表面的に眺めるだけなら問題は同じように見える。どちらの場合も能力が向上することに変わりはなく、ただ能力の発揮される場所が、音楽ホールか、競技場か、教室かの違いでしかない。この種の薬が安全――実際そうかどうかはまったくわからないが――であるなら、人間の自然な状態を改造して不正に利益を得ることには、それが身体についてであれ知力についてであれ、同じように不快に感じると思うだろう。しかし、もう少し深く掘り下げてみると、それぞれ違う問題が浮かび上がってくる。それらを考えると、私自身は、身体能力を向上させるよりも知的能力を向上させる（これについては次章で取り上げる）ほうが許せるように思うのだ。このふたつをめぐる問題は、重なる部分もあるものの、基本的には別々だと考えていい。

私にとって重要なのは、何をどう「ごまかして」いるかである。身体能力の増強では、ごまかしが大勢の人がかかわる場面で繰り広げられるのに対し、記憶力や頭の回転をよくするといった知的能力の向上は、個人のレベルである。後者の場合、何をごまかしているかと言えば、知的能力が衰えていく避けがたい自然のプロセスである。もって生まれた能力が決まるときに、サイコロの目が悪かったという現実もごまかしているかもしれない。それでも、自分自身の「核」となる部分や自分の信念、自分が現象を認識しているという感覚は変わらない。覚醒作用のあるリタリンを飲んでSAT（大学進学適性試験）を受ける生徒がいても、私たちが問題にしないのはなぜか。標準テストの期間中にカフェインの摂取を禁止しないのはなぜか。あるいは、テスト前に薬物検査をしないのはなぜか。すでに私たちは、自分より頭のよかった人がさほど成功せず、勉強がそれほどできなかった人が成功する世界に生きている。知的能力の目盛りを多少押し上げたところで、その人の人生が大きく変わるわけではない。これはあくまで個人の問題であって、私が口を出すべきことではないのだ。

それにひきかえ、薬で運動能力や音楽能力を高める行為は、個人のレベルを超えて集団全体に影響を及ぼす。スポーツや音楽の分野で誰かが能力増強剤を使い始めたら、ルールが全員に同じとは言えなくなる。スポーツの試合をする場合や、オーケストラのひとつの椅子をめぐって競い合う場合、そこに参加する人々が目指すものははっきりしていて、ルールは全員に平等と考えられている。ところが、ひとりが不正に細工したトランプを持って現れたら、それだけで公平な競争は成り立たない。競争を行なう意味そのものがなくなってしまう。どういうわけか、体の改造は知力の強化よりも社会に与える影響が大きい。薬による身体の改造を許してしまえば、製薬会社版の軍拡競争が始まり、競技の論理は崩壊する。スポーツではなく見世物ショーに成り果てるだろう。

このように、薬による身体能力の強化について考えるときには、知的能力の強化の場合とは別の要素が働いているようである。物忘れを改善するのは問題がないし、正常な記憶力をさらに高めようとするのも構わない。精神生活を支える土台の手入れをするだけであって、精神生活そのものを変えるわけではないからだ。身体能力の場合も、健康を維持し、心機能を高めるために運動する程度なら何の異論もない。ところが、体を改造して、通常ではありえないレベルにまで技能を高める行為に対しては、フェアではない、ずるいと感じる。二〇〇四年のオリンピックの記事を読めば、人体改造を認めないことが世界共通の思いであるのがわかるだろう。「私たちは正々堂々と公正に勝った」というのは、世界中のスポーツファンとほとんどのスポーツ選手の心の叫びである。

身体能力強化にまつわる倫理問題をさらに深く掘り下げるためには、ある種の専門技能を成り立たせるうえで脳がどんな役割を果たしているかを理解する必要がある。スポーツであれ音楽であれダンスであれ、新しい運動技能を公正な手段で身につけさせようとする闘いがある一方で、「生まれながらに」運動や音楽やダンスが上手な者がいるという現実がいつの時代もあった。マイケル・ジョーダンは、傑出した選手になることが生まれつき約束されていたとの声もある。たしかに練習もしたのだろうが、もともとの出発地点ですでに普通の人より能力が高かった。才能が遺伝子に刻まれていたのだ、と。かと思えば、練習をすると、遺伝的要因によって生じた欠点を改善できると説く心理学者もいる。そして今、さらに事態をややこしくするかのように、新しい高度なトレーニング方法が現れようとしている。脳研究の成果をもとにスーパースターを作り出すというもので、薬を飲んでから練習をすれば、普通に練習するより効果的に短時間で技能を習得できるらしい。それのどこがいけない？ 体に害がないのなら化学物質の力を借りて、よりよい人生を送ってもいいではないか。遺伝子に刻まれていなくてもいいのだ。薬さえ飲めば、あるいはもっと過激な遺伝子移植をすれば、誰でもマイケル・ジョーダンになれる！

学習とパフォーマンスが脳のなかで生まれて脳のなかで向上することは、脳神経科学の研究で明らかにされたいくつものメカニズムが示している。これらのメカニズムについての知識があれば、それをどうすれば操作できるか、また薬の力で通常の練習効率を高めるにはどうすればいいかを考えるのが容易になる。

薬とトレーニングという新しい組み合わせを用いれば、ジョニーは今より楽をしてクォーターバックになれるかもしれない。だが、その問題を取り上げる前に、薬を使わず徹底的な練習だけで三流のジョニーを一流のジョニーに変える可能性を考えてみよう。発達中の脳にとっても、すでに十分発達した脳にとっても、練習と複雑な相互作用を行なうことがいかに重要かを理解しておく必要がある。さらには、もっと踏み込んだ見解も紹介したい。優秀な心理学者と豊富なトレーニングがあれば、どんな人をどんなものにでも変えられるという主張だ。これから見ていくように、薬を使って不正を働く必要などないと考える研究者がいる。遺伝的な素質ではスタートラインのはるかうしろに立っていた人も、練習さえすればカーネギーホールで演奏するのも夢ではないというのだ。

一流への道は練習あるのみ

一流のスポーツ選手や音楽家になるには、何よりもまず長時間の練習が欠かせない。優れたバスケットボール選手、優れたバイオリニストは、心身ともに比類のない特別な状態にある。だが、優秀なレベルと偉大なレベルを分けるものは練習量だけなのだろうか。それとも、生まれつきスポーツ選手や音楽家に向いている人というのがいて、遺伝的特性が体か脳に影響を与えているのだろうか。

カリフォルニア大学バークリー校のリチャード・アイヴリーは、人を完全の域に到達させるものは素質ではなく練習だと主張するひとりだ。向上心さえあれば、遺伝子操作や薬などの特別な力を借りる必要はないと彼は言う。先日、アイヴリーは持論をこう説明してくれた。

さまざまな職業で傑出した成果をあげている人たちを調べた研究からは、驚くべき結論が得られている。最高レベルのパフォーマンスは激しく厳しい練習のたまものであること、そして優れたパフォーマンスを生み出す人は、仲間と比べてたゆまぬ訓練をいやがらず、しかも自分で工夫しながら長時間にわたり練習を行なっていることだ。彼らの才能のみなもとは意欲である。

幼い頃のマイケル・ジョーダンが物理学に興味を持っていたら、その分野でも素晴らしい業績をあげたにちがいない。ＮＢＡチャンピオンのトロフィーを六本手にするかわりに、ノーベル賞をもらったかもしれない。

この大胆な主張の根拠となっているのは、優れたスポーツ選手や音楽家を対象にした行動実験である。しっかりとした実験ではあるが、結論については異論も多い。練習が鍵を握るとの考え方は、フロリダ州立大学の心理学者、アンダーズ・エリクソンの研究によるところが大きい。エリクソンによると、人が練習に費やした時間数とその人の技能レベルには、きれいな相関関係が認められる。これは、ピアノを弾く、葉巻を巻くなど、どんな技能にも当てはまるという。練習をすればするほど上達する。一流選手になるかどうかは練習量で決まるというわけだ。

たしかに見事な研究なのだが、根本的な欠陥がある。幾多の研究で繰り返されてきた欠陥が。それは、相関関係と因果関係の混同だ。エリクソンの説でいくと、一生のあいだにピアノを練習した時間の長い子供ほど、最終的にはピアノがうまくなると考えられる。だが、その子がたくさん練習をしたのは、はじめからピアノがうまかったからかもしれない。その子にとっては、練習をするほうが能力の強化につながると思えたのである。この「自主的な選択」があるために、こうした問題を因果関係で捉えるのは難しい。優れた技能は、生まれながらの才能と練習が組み合わさった結果と考えるほうがよさそうだ。

最近、この点を見事に浮き彫りにする研究が行なわれた。一流の音楽家には、絶対音感を持つ人が多い。絶対音感があると、どんな音を聞いてもその音名（Aシャープ、C、など）を言うことができるし、音名を言われたらその音を正しい高さで歌うことができる。絶対音感を持つ音楽家の脳活動を画像化したところ、最も活発に活動したのは左脳の側頭平面と呼ばれる領域だった。非常に興味深いことに、絶対音感は、適切な発達時期と遺伝的要因という両方の条件を満たさなければ身につかないらしい。絶対音感の発達には臨界期がある。音楽教育を早いうちに（七歳になる前に）始めなければ、絶対音感が身につく見込みは薄いと言われる。[1] カリフォルニア大学サンフランシスコ校のシアマク・バハールルーのグループが行なった研究は、この見解の正しさを裏づけると同時に、音楽教育を早くから始めるだけでかならず絶対音感が身につくわけではないことも示した。バハールルーたちによると、早期教育だけでなく遺伝的素質が伴わなければ絶対音感は発達しない。バハールルーは二〇〇〇年、絶対音感が特定の家系に高い頻度で見られるのに注目し、この能力が遺伝子によって伝えられている可能性が高いとする研究結果を発表した。[2] したがって、絶対音感が身につくかどうかは、遺伝子と練習、しかも早い時期からの練習が必要なようだ。

こうしてみると、アイヴリーの大胆な主張はどうも信じがたい。一流になるためには、たくさん練習しなければならないのはもちろんだが、ほかの要因も影響していそうである。二〇世紀を代表するバイオリニストのアイザック・スターンには、カントリーウェスタンのスイングバンド、テキサス・プレイボーイズのフィドル弾きであるボブ・ウィルズにはないものを持っていた。バスケットボールのラリー・バードは素晴らしい選手ではあるが、けっしてマイケル・ジョーダンにはなれない。スターンもウィルズも、バードもジョーダンも、一生のうちに練習に費やした時間は同じくらいかもしれない。それでも何かが、スターンとウィルズを、そしてジョーダンとバードを隔てている。

多くの研究者が、運動能力と音楽能力には遺伝的要素がかかわっていると考えている。つまり、スターンがもらった遺伝子のなかの何かが、豊富な練習量と組み合わさった結果、一流になれたということだ。では、その遺伝子が働くと、脳が変化して人とは違う大脳皮質になるのだろうか。スターンの遺伝子が与えたものは、音楽の処理能力が高い脳なのか、器用な指のついた体なのか。ジョーダンの遺伝子が彼に与えたものは、空間把握能力に優れた脳なのか、赤血球の多い大きな筋肉がついた体なのか。ほかの人にはないスターンとジョーダンの強みは、脳に見出されるのか、肉体に見出されるのか、あるいはその両方が組み合わさっているのだろうか。

どんな分野であれ一流になるには、練習がきわめて大きな比重を占めているのは間違いない。だが、それ以外の要素が生まれながらに働いているとすれば、その生得の強みが発揮される脳の部位に薬剤を作用させる方法を考えることができる。私たちが今直面しているのは、まさにそういう状況だ。この問題は恐ろしい未来を突きつける。製薬会社どうしが果てしない軍拡競争を繰り広げて、技能を修得することの重要性そのものが否定されかねない。さらには、神経系が長期にわたって蝕まれるおそれがあるという未知の領域に私たちを導く。こういう薬がスポーツ界に登場したらどうなるかを考えてみよう。

一流のスポーツ選手は、並外れた練習量と生まれながらの才能があるから人より秀でている。多くの偉大な選手が一流の域にまで登りつめたのは、よい遺伝子に恵まれたことが少なくとも理由の一端にはなっている。遺伝子のおかげで、収縮スピードの速い筋繊維、人より長い足、大きな体あるいは小さな体、酸素運搬能力の高い赤血球などが手に入った。ただの優れたスポーツ選手ではなく超一流の選手、たとえばツールドフランスで六連覇を達成した［二〇〇五年も優勝したので七連覇となった］ランス・アームストロングなどは、人と違う肉体を持っていることが研究によって示され、その事実は広く受け入れられている。[3] アームストロングの場合、筋肉の速筋線維と遅筋線維の割合がちょうどいいだけでなく、膝から上と膝から下の骨の長さの比率が普通とは違っているため、ペダルを踏み込むたびに人より大きな回転力が生まれ、結果的により速く自転車を進められると考えられている。超一流選手はおそらく脳も人とは違うだろう。たとえば、空間把握能力に優れていたり、体の運動をスムーズに協調させることに長けていたりするかもしれない。こうした要素も、卓越したパフォーマンスに一役買っている可能性がある。

生まれながらに人体改造を施された人、つまり生まれつき能力が高くて有利なスタートを切っているように思える偉大なスポーツ選手に対して、本気で不満を表す者はいない。見ようによっては彼らは例外的な生物であり、ほとんど異形といってもいいほどだ。だが、彼らのような人間は少なくないので、競争に加わることが認められている。一流選手であっても、生得の才能より練習を通じて栄光をつかむ者は、彼らとは別の次元で闘っている。ごく普通の私たちと同じ次元だ。

一流の音楽家も、独特の脳を持つに至ることがわかっている。音楽教育を始めた年齢、訓練期間の長さ、演奏する楽器の種類、遺伝的要因が、すべて一流音楽家の脳の構造と配線に影響を及ぼすと考えられている。ただし、一流音楽家のあいだでも脳画像には差異が見られる。それが遺伝的素質によるものかどうかはまだ明らかになっていない。

音楽家が楽器を何時間も練習すると、その練習が脳に刻み込まれる。[4] 脳の体性感覚野という場所は、指の一本一本をはじめとする体の各部ごとに領域が分かれていて、それぞれの部位から送られてくる情報を処理している。運動野に似ているが、運動野が身体各部の筋肉組織にかんする情報を扱うのに対し、体性感覚野は各部の皮膚から送られる触覚などの感覚情報と、内臓からの感覚情報を扱う。音楽家の体性感覚野を見ると、特定の指に対応する領域が大きくなっていて、どの指の領域が大きくなるかは楽器の種類によって異なる。[5] たとえば、弦楽器の演奏家とそれ以外の演奏家の体性感覚野を比べると、前者では左手に対応する領域が大きい。[6] つまり、特定の動きを生み出すのに関与する脳領域は、練習を通じて変化するのである。

音楽の練習をすると聴覚野までもが変化する。音色の豊かな楽音（音叉が作るような純音ではなく）を処理する能力が向上するのである。[7] 音楽家の聴覚野は、ごくわずかな音高の変化も聞き分けられるようになる。とくにバイオリニストは、音楽家のなかでもその能力がいちばん高い。つまり、音高のごくわずかな変化を察知する必要性が最も高い音楽家（バイオリニスト）が、それを助けるための特別な脳メカニズムを発達させていると言えそうだ[8]。

早くから音楽の訓練を受けることも、脳の構造に影響を及ぼす。一九九五年、音楽家とそうでない人の脳をスキャンして構造を比較する研究が行なわれた[9]。すると、七歳になる前に音楽の訓練を始めた音楽家の脳では、脳梁（左右の脳半球をつなぐ神経線維の束）の前部がかなり大きいことがわかった。脳梁の大きさと、左右をつなぐ神経線維の数とのあいだには、正の相関関係が見られる。したがって、幼い頃から音楽訓練を始めた音楽家は、そうでない音楽家や非音楽家に比べて脳梁の神経線維数が多いと研究者は結論づけている。

幼いうちに訓練を始めた音楽家は、非音楽家より手の器用さに左右差が少ないことも明らかになっている[10]。言い換えれば、幼児期を過ぎてから訓練を始めた音楽家や非音楽家と比べて、利き手でないほうの手がうまく使える（両手利きに近い）のだ。こうした変化が生じるためには、訓練を早く始めることが肝心で、その人がどれくらい長く訓練を受けたかは関係がない。とすると、そういう特徴を身につけるための臨界期があると考えられる。

以上のような発見を手掛かりにすれば、大人になってからでも演奏能力を高めるためにどこをどう操作すればいいかが見えてくる。一〇年間練習するかわりに、一〇分間の脳強化療法を受けただけでピアノが弾けるようになるとしたらどうだろうか。ただ、かりにそういう手段があっても、音楽の世界に根をおろすかどうかには疑問がある。スポーツ選手にはステロイド問題があるが、音楽家が技能を高めるためにそうした不自然な強化をした例はないからだ。それでも、能力強化が行なわれる兆しが皆無という訳ではない。

このように、運動能力も音楽能力も、脳神経科学の発達の恩恵を受ける可能性がある。それによって誰かが有利な立場に立てば、関係する集団全体にその影響が広がる。競争の場において、個人の自己イメージのみならず他者の自己イメージと目標にまで影響が及ぶのだ。個人が薬物を使用する、あるいは濫用するというレベルに留まらない。ジョニーの行為は、スポーツ選手や音楽家と私とのあいだにある決まりごとに打撃を与える。では、この種の能力強化は本当に現実のものとなるのだろうか。それともこれもまた「ヒューマンジー」と同じで、実際にはまずありえないのに、話題を提供するだけのために倫理学者が引き合いに出すたぐいの出来事なのだろうか。

薬でトレーニングをスピードアップ

薬で脳を操作することにより、フットボールからフィドルまでどんな技能でも楽に学習できるとしたらどうだろう。ステロイドや筋肉増強剤、あるいはエネルギー増強剤の話ではない。こんな筋書きを考えてみてほしい。

反復練習を通して運動技能を身につけると、測定可能で歴然とした変化が脳に現れる。たとえば、特定の手足を使って激しい練習をすれば、その手足の運動をつかさどる運動野に再編成が起き、練習をした手足を優先的に動かせるようになる。[11] おもしろいことに、短時間の練習であっても運動野に変化が生じるのがわかった。[12] 米国立衛生研究所のジョゼフ・クラッセンのグループは、経頭蓋磁気刺激（TMS）と呼ばれる方法で実験を行なった。これは、頭皮の上から局所的な磁気パルスを送って、その下の脳細胞に瞬間的な刺激を与えるものである。クラッセンたちは、運動野のうち親指の筋肉をコントロールする領域をTMSで刺激して、一定方向のみへの動きを誘発した。磁気刺激を加えると、被験者は自分の意志とは無関係に親指を一定方向に動かす（磁気刺激がそういう動きを引き起こしている）。そのあとで、被験者は自らの意志で親指を反対方向に動かす練習をする。練習を一五〜三〇分（ふたりの被験者についてはわずか一〇分）続けてから、先ほどと同じ場所にTMSの刺激を加えると、今度は新しく練習した方向への動きが誘発された。一方向への動きを引き起こす脳領域が短時間の練習で変化し、親指を別の方向に動かすという情報を処理するようになったわけである。このメカニズムを、薬を使って促進できるとしたらどうだろう？

さらには、米国立衛生研究所のロバート・デシモン、ダートマス大学脳画像化センターのスコット・グラフトン、ワシントン大学のマーカス・レイクルが、それぞれ霊長類を使った研究を行ない、技能を学習しているときの脳反応には独特のパターンが現れると指摘している。どうやら脳では、何かの課題をはじめて行なうときにはたくさんの脳細胞（ニューロン）が使われるのに、技能が身につくにつれて、関与するニューロンの数がしだいに少なくなっていくらしい。はじめて自転車に乗るときと似ているかもしれない。最初は補助輪が必要だが、うまくなるにつれて補助輪なしでも走れるようになる。脳もこれと同じようだ。脳は特定の課題に習熟するにつれて必要なニューロンの数を減らし、脳の反応を単純化して動作を無意識に――自転車を乗るときのように――行なえるようにしているのである。

動作を習得すると無意識にできるようになるということの自然なプロセスを、薬の力を借りて促進し、脳の可塑性を人為的に高めることができるかもしれない。米国立衛生研究所のウルフ・ジーマンのグループは、人間が技能を習得しているときに、運動野で神経伝達物質のGABA（ガンマアミノ酪酸の略）が減少することを突き止めた。通常GABAは神経活動を抑制する働きを持っているので、量が減れば抑制の度合いも減り、結果的に練習による脳の可塑性を高めて学習能力を向上させる。ジーマンたちは、GABAの濃度が低いほど脳の可塑性が高まる可能性があることを示した。[13] 練習によるGABAの減少が、スポーツ選手の運動野の可塑性を促すというのは十分ありえるように思える。

運動能力（または音楽能力）を人為的に高めるために、こうした知見をどう応用すればいいかは容易に想像できる。フットボール選手（またはバイオリニスト）をクリニックに連れていって、運動野のGABAを減らす薬を与え、脳の可塑性を最大限に高めればいい。そうすれば、運動機能が全般的に向上する可能性がある。ただし、これはじつに危険なゲームでもある。この種のメカニズムがうまくいくのは間違いないにしても、薬を使用することでどんな長期的影響が生じうるかは精査する必要があるだろう。細胞レベルで、取り返しのつかない害を被るかもしれない。何が起きるのか、まだまったくわかっていないのだ。

それに、GABAに注目した研究に批判の声があることも指摘しておきたい。一流の脳神経科学者のなかには、激しい練習による行動変化の根底にGABAメカニズムがあるとは考えていない者もいる。それはそれで構わない。科学とはそういうものだ。確認し、再確認し、さらにまた確認して、ようやく意見の一致を見る。今のところわかっている事実は、練習によるパフォーマンスの向上には脳のいくつかの領域がかかわっていること、その脳領域では神経伝達物質や遺伝子の織り成すさまざまなプロセスが進行していることだ。だとすれば当然、脳神経科学の研究を通じてそのプロセスに手を加える方法が考え出されるだろう。

もちろん、そういったアイデアを考えるにあたっては、慎重を期す必要がある。薬の安全性が確認されるまでは、何度も何度もテストをしなければならない。現在行なわれている薬物治療でも非常に恐ろしい副作用が生じうることを思えば、性急さは禁物なのがよくわかるはずだ。たとえば、以前から疑われながらもはっきりとは証明されていないことだが、パーキンソン病の治療にL－ドーパを用いると、かえって病気の進行を速める可能性がある。L－ドーパには、脳細胞に有害な興奮性の作用があるために、すでに「病んでいる」脳のドーパミンニューロンはとくにその作用の影響を受けやすいとする研究結果もある。患者がL－ドーパの治療を受ける時期が早ければ早いほど、その後の経過が思わしくないという疑念を医師はしばしば抱いてきた。ただしこれは、卵が先かニワトリが先かと同じで、患者の状態が最初から悪かったから、早い時期にL－ドーパの治療を始めたとも考えられる。

もうひとつ、薬物治療の深刻な副作用の例に、ハロペリドールなどの抗精神病薬による遅発性ジスキネジア（運動障害）がある。精神疾患の患者であれ、神経には何の異常もない人であれ、たった一回でもこの種の薬を服用すると、ドーパミンの調節能力が著しく支障をきたし、舞踏病に似た運動障害が起きるおそれがある。特筆すべきは、薬の服用から病気の発症までかなり間隔があくことで、症状が現れるまでに数年かかるのも珍しくない。同じ症状は、精神疾患にかかっていない人に対して、胃の運動障害の治療にフェノチアジン系の薬を投与したときにも現れる。しかも、たった一回の投与だけで発症する場合がある。どんな薬物であれ、慎重に開発しなければならないのは言うまでもない。薬物によってもたらされる害が、治療効果を上回る可能性もあるのだ。

今後の展望

ここには倫理上の問題など何もないとの見方もあるかもしれない。たとえば、子供がおいしいチョコレートドリンクを飲むだけで、新しい技能を習得する効率が二〇パーセントアップするとしよう。牛乳を注ぐだけの簡単な粉末ドリンクだ。その「薬物治療」のおかげで余った時間を別の活動に振り向ければ、その子の人生はより豊かになる。チョコレートドリンクを飲めば、サッカーもできるしバイオリンを習う時間もできる。そういう子供が大人になって、あなたのディナーパーティにやってきたらどうだろう。主役をさらうこと間違いなしだ。なにしろ、アメフトのペイトリオッツやドルフィンズの話もできるし、モーツァルトのエチュードも弾けるのだから。パーティの主催者であるあなたはと言えば、自分の限られた能力を思い知り、こう嘆く。なんで親は「私にも」ドリンクを飲ませてくれなかったのだ？

あるいは、あなたも子供の頃にこのドリンクを飲んでいて、大好きなスポーツであるテニスの達人になったとしよう。肉体的な「代償」はいっさい払わずに、ドリンクのおかげで能力以上の力が出せ、たちまちサンプラスの域にまで達することができた。人よりすばやくコートを駆け回るのはじつに気分がいい。ドリンクを飲んだせいだからといって、自分の価値が下がったようには感じない。最新の生物学を応用して、みんながやっていることを自分もしただけだ。

人間はほとんどどんな状況にも順応できるらしい。自分なりの見解や信念を組み立てる過程で、すぐに医療や社会の進歩を取り込み、それらを当たり前のように受け止める。現代生活に溢れるさまざまなものは、飛行機も電子レンジも、インターネットもプロテインシェイクも、バイアグラもそのほか何でも、まったく新しい技術でありながら、すでにしっかりと定着している。二〇世紀の初頭には約四八歳だった平均寿命は、今やその二倍近くにまでなった。私たちはそれに慣れ、それを期待している。短時間でパフォーマンスを向上させる技術の開発を止めるのは、たぶん不可能だ。薬は作られ、使用や濫用を招くだろう。私たちはその状況に適応し、新しい行動基準を定め、私たちの文化に対する次の挑戦の波を待つ。

だが、能力増強剤の開発が予想されるからといって、それが望ましいというわけではない。すべてを均一化する方向への第一歩となるからだ。カート・ヴォネガットの印象的な短編「ハリスン・バージロン」は、万人が平等な社会というものがいかに危険かを訴えた作品で、トレーニングと薬物で人間の能力を強化することの問題点を先取りしている。ヴォネガットは「ハリスン・バージロン」を書いたとき、社会の均一化が、平均以下の人々を押し上げるよりも平均以上の人々の邪魔をすることでもたらされると考えた。作品はこう始まる。「年は二〇八一年。ついに誰もが平等になっていた。神と法の前に平等というだけではない。あらゆる点で平等なのである。人より頭のいい者はいないし、人より容姿の優れた者もいない。人より力の強い者も、人より機敏な者もいない。こうした平等が達成されたのも、憲法修正第二一一条、二一二条、二一三条が制定されたうえに、合衆国ハンディキャップ決定長官の配下のスパイがたえず目を光らせているおかげである」

ヴォネガットは、実現を望む者のいそうにない恐ろしい世界を描いた。頭のいい人々に対しては、物事を長く考えさせないため、イアホンに頻繁に騒音を流して思考の邪魔をする。美しい人々に対しては、人より魅力的に見せないためにマスクをかぶらせる。ギャリソン・キーラーのレイク・ウォビゴンのように誰もが平均以上なのではなく、すべてを中庸に押しならした世界。強化し、引き上げることで平等を達成するのではなく、人々を叩き潰して標準に合わせる世界だ。

トレーニングや練習の効果を高める脳強化薬の時代が目前に迫っているとしたら、競技の場が人為的に均一化される世界が近づいていると言えないだろうか。音楽家やスポーツ選手はもちろん、感覚と運動のかかわる技能で秀でようとする者はすべて、一流への近道となる脳強化薬の恩恵を受ける可能性がある。

私たちが直面している能力の均一化は、ヴォネガットの世界のような国家の強制ではなく、市民の選択によって達成される。近所の病院に立ち寄り、肉体を最高の状態に整えて新しい体験に臨めば、費やすエネルギーの二倍も三倍もが報われる結果となる。私たちは利益を得る。格差を埋めることもできる。

今日、いろいろな種類の差異があり、限界がある。それが人間の現状だ。先ほど紹介した研究からもわかるとおり、脳強化薬を使う使わないにかかわらず、努力と訓練を通じて技能を大幅に向上させることはできる。努力の積み重ねで成果をあげた人に対して、私たちは喝采を惜しまない。しかし、薬物治療でもたらされた成功には、どういうわけか抵抗を覚える。身体能力の強化薬と知的能力の強化薬とでは、それぞれに対する私たちの感じ方が違う。やはり私は、運動技能を向上させる強化薬は不公正だが、車のキーの置き場所を忘れないようにする薬には問題がないと強く思う。一方では、競争にかかわる集団内での決まりごとが破られ、もう一方では破られていない。私たちは十分に注意して、内なるチアリーダーの声に耳を傾け、ナチュラル・ジョーを応援したほうがいいかもしれない。

5章

脳を薬で賢くする

人類は、よりよい脳を進化が提供してくれるまで何百万年もじっと待ったりはしない。

……スマートドラッグの元祖と言われるピラセタムを開発した

コルネリウ・ギウルゲアの言葉、一九七〇年

脳の能力を強化するにはトレーニングがひとつの方法であり、それには何の問題もないように思える。努力をすれば報われる、というわけだ。だが、知能や記憶力などの知的能力を変化させることは、脳の感覚野や運動野の処理速度を高めるのとは違った倫理問題を突きつける。知能や記憶力を高めることにどう対処すべきかのほうが、問題がややこしい。トレーニングの入り込む余地がないからである。一生懸命に勉強すれば知能が高まるというならまだ話はわかる。だが、薬を飲むだけで知能を高められるものだろうか。これはＳＦの話ではない。今やたくさんの「スマートドラッ

グ（頭をよくする薬）」が臨床試験の段階にあり、五年以内には発売されてもおかしくない。現状では記憶障害の治療に用いられている薬が、正常な人の知能を高めてくれる可能性もある。

正常な老化に伴う悩みを改善するためなら、そうした薬を飲むことに異議を唱える者はほとんどいないだろう。年をとれば、誰でもなかなか言葉が出てこなくなる。物忘れもひどくなる。そんな不快な状態を食い止める薬があれば、大勢の人が喜んで使うはずだ。

リタリンという薬は、多動症の子供の学業成績をよくするだけでなく、正常な子供に対しても同じ効果を発揮する。多動症でもそうでなくても、リタリンを飲めばＳＡＴ（大学進学適性試験）の点数が一〇〇点以上アップすると言われている。現に大勢の健康な若者がその目的でリタリンを飲んでおり、率直に言って、それを止めることはできない。このように、治療用に開発された薬であっても、別の正常な知的機能を高めるために使われている。私たちのまわりには、非合法な薬にまつわるいろいろな話が溢れている。モルヒネは素晴らしい薬で、火傷などの体の痛みを和らげてくれるが、麻薬としても使用されるために、これが重大な社会問題となっている地域もある。では、濫用されるおそれがあるからといって、鎮痛剤の開発をやめるべきだろうか。気分を高揚させる目的に使う者がいるからといって、夕食のマティーニやワインを法律で禁止すべきだろうか。

現在出回っている医薬品は、どれほど効果があるものでも、かならず副作用――代償と言ってもいい――を伴う。問題の箇所だけを化学物質で治療できるほど、生物学は進歩していない。どんな薬物にも欠点はつきものだ。みんなそれを知っているのに、なぜか薬で精神を変化させる話となると、それが人間の状態にとってどんな意味を持つのかという大きな倫理問題が持ち上がる。ただたんに記憶力を高めるだけでも、世間からは不安を訴える大きな声が聞こえる。知能を操作する薬に対しては、なおさら風当たりが強い。薬で認知能力を変化させることに、なぜこのような抵抗を覚えるのだろうか。

どうやら、認知能力を強化することは、不正なごまかしとみなされているようである。誰かが何らかの方法を用いて、努力して能力を向上させたのならよい。単語カードを見て復習したり、劇のセリフを繰り返し練習したり、歴史年表を何度も見て覚えるなら問題はない。それにひきかえ、薬を飲んで、一度読んだだけの情報を覚えてしまうのは、何かずるい行為のように思える。だが、少し考えてみれば、それがいわれのない感情であるのがわかるはずだ。

どんな社会にも、驚異的な記憶力の持ち主や、外国語や音楽をすぐに身につけられる人など、いろいろな種類の才能を持つ人がいる。彼らの脳の何かが違うために、情報を電光石火のスピードで処理することができる。誰でもそういう人に心当たりはあるし、彼らの才能に気分を害したりはしない。きっと彼らは、脳内化学物質をつかさどるメカニズムが優れているのだろう、あるいは神経回路の効率がいいのだろうと、そう考えて納得している。ではなぜ、同じことを薬で成し遂げようとすると不快に思うのか。考えようによっては、もし自分に優れた記憶力が備わっていないとしたら、それは母なる自然にだまされた結果とも受け取れる。人間の創意工夫で自然をだまし返してやるというのは、なかなか気の利いたアイデアではないか。それどころか、私たちはまさにそう「すべき」だと思うのだ。

記憶力より知能のほうが、自分が何者かという感覚を脅かす度合いが大きいように感じるかもしれない。だが、知能とは何だろう？　薬ひとつで変えられるものなのだろうか。人より頭のいい者がいることを、子供も教師も知っている。では、カリフォルニア工科大学の学生の脳と、ごく平均的なジョーの脳とではどこが違うのか。それがわかったとして、人並みのジョーを天才に変えるのは倫理上許されるのか。進化論を踏まえれば、脳の能力を高める技術を作り出せるほど私たちが賢くなったのなら、その技術を使えばいいという考え方もできる。それこそが、適者生存における次のステップにほかならない。私たちはみな、できるだけ賢く、できるだけ金持ちで、できるだけ魅力のある夫や妻を見つけようとする。そこには性淘汰の原理が働いている。だが、最後に誰と落ち着こうと、自分と子供の能力を高めるために、文化が提供する商品やサービスに多額の費用を注ぎ込むことに変わりはない。あまりに熱心に、あまりに自己愛的にその種の活動に励む人を見ると、苛立ちや不快感を覚えなくもないが、そうする自由は最終的には社会ではなく個人の手に委ねられるべきだろう。

とは言うものの、知能を人為的に高めることに対しては、懸念が根強いのも事実だ。脳神経科学や生物学をベースにした医療研究についてはほとんどがそうだが、現実的な可能性よりもSF的な恐怖のほうに目が向きやすい。近年、遺伝学と脳神経科学は長足の進歩を遂げ、知能の個人差を生む脳の差異について解明が進んでいる。「頭のいい脳」とはどういうものかがしだいに明らかになるにつれ、どの遺伝子、どの脳構造、どの神経伝達物質に手を加えれば知能を人為的に高められそうかもわかってきた。成績優秀者ばかりの国は、頑張るという方法を捨て、薬の処方箋に頼って成功しようとするのではないかと不安がよぎる。

だが、考えてみてほしい。こうした実験はすでに行なわれているも同然なのだ。どこにでもいる平均的な頭のいい人間、たとえばグレンデール高校（じつは私の母校）の成績優秀者を例にとってみよう。彼はほかにも頭のいい生徒がいるのを楽しんでいるが、優秀な生徒はあくまで少数派である。やがて彼は、ダートマス大学（これも私の母校）のような一流大学に入学することができた。すると、まわりはにわかに頭のいい生徒ばかりになる。まるで、グレンデール高校の同級生が全員「スマートドラッグ」を飲んで、すでに量子力学に取り組む準備ができているかのようだ。かつての神童にとって、世界は奇怪な場所に変わるだろうか？　激しい競争を目の当たりにして、思い悩み、無力感に打ちのめされるだろうか？　答えはノーだ。私たちは状況の変化にすぐに順応できる。それに、問題解決のスピードがアップすればそれでいいというものではない。すばやい思考が賢い思考とはかぎらないのである。

記憶力増強剤

いわゆる「スマートドラッグ」のなかでも記憶力を向上させると言われる薬には、すでに販売されているものもあれば、米食品医薬品局（FDA）の承認待ちのものもある（スマートドラッグは「ヌートロピクス」[1]とも呼ばれるが、これはギリシア語で「心」を意味する「ヌース」と、「向かう」を意味する「トロペイン」を組み合わせた造語である）。ある種の化学物質に、動物（ショウジョウバエであれマウスであれヒトであれ）の記憶力をたとえわずかでも向上させる効果があるとの研究が発表されると、次のどちらかの事態が起きる。その化学物質がまだ市場に出回っていない場合、製薬会社はすぐに動き出してその発見を利用した薬を開発する。その化学物質はすでに販売されているが、既知の病気——アルツハイマー病や注意欠陥多動性障害など——を治療する薬として利用されている場合、「適用外使用」（FDAで承認されている以外の目的での使用）が一気に増えることになる。

コロンビア大学のエリック・カンデル博士は、アメフラシを使った学習と記憶の研究でノーベル賞を受賞した。彼は、学習が行なわれるときにシナプス（ふたつのニューロンの接続部分）で何が起きるかを調べ、いくつかの変化を発見した。シナプスの伝達効率が上昇するとき、神経伝達物質を受け取る受容体の数が増えるか、シナプスの面積が増加するか、シナプスの数が増えるかしているのである。カンデルは、こういう変化がCREBというタンパク質の活性化によってもたらされることも突き止めた。のちにCREBは、ショウジョウバエやマウスの記憶形成にも一役買っているとわかる。この発見を受け、一九九八年にカンデルはニュージャージー州にメモリー・ファーマスーティカルズ社を設立した。この会社では、人間のニューロン内にCREBの量を増やして、長期記憶の形成を促す薬の開発を目指している。今のところ、ＭＥＭ１４１４と呼ばれる物質がとくに有望視されている。[2] 少なくともほかにもう一社（ヘリコン・セラピューティクス社）が、ＣＲＥＢを使った記憶力増強剤を視野に入れている。[3] 臨床試験がうまくいけば、ＭＥＭ１４１４は早ければ二〇〇八年には発売されるかもしれない。[4]

別の脳メカニズムに注目した薬も開発が進められている。ニューロン内で自然にＣＲＥＢが増えるためには、ニューロンの細胞膜にある特定のイオンチャネルが開いて、細胞内に陽イオンが流れ込む必要がある（そこから一連の反応が引き起こされて、最後にＣＲＥＢの活性化に行き着く）。シナプスにある陽イオンチャネルのひとつに、ＮＭＤＡ受容体チャネルがある。一九九九年、プリンストン大学のヤー・ピン・タン博士のグループは、マウスの海馬でＮＭＤＡ受容体の数が増えると、空間記憶を要する課題の成績がよくなるのを発見した。[5] 今では研究者と製薬会社が、ＮＭＤＡ受容体と結合して受容体を活性化させる薬をスマートドラッグ候補として研究している。また、第6染色体上にあって、知能の向上に関与していると見られる遺伝子が、ある種の成長因子（生物の増殖・発育に不可欠の微量物質）を作っていることがわかった。そこで、成長因子を用いたスマートドラッグの研究も始まった。この種の薬はほかにも十数種が開発中で、臨床試験に向けて前進している。

アドレナリン、ブドウ糖、カフェインなどのありふれた物質にも、記憶力と作業能力を高める作用がある。その事実は、科学の世界ではかなり前から明らかになっているうえ、私たちの誰もが知っていることでもある。仕事が遅れて、なんとか期限に間に合わそうと必死になってアドレナリンが全身を駈けめぐっているときには、かえって頭がはっきりしてくる。空腹時にはなるべく仕事をしない。多少値が張っても、スターバックス・コーヒーでは特大サイズのラテを頼む。どれも、私たちがこうした「合法的な薬」の効力を実感しているしるしだ。

スターバックスで自己流の「薬物療法」を試すのもいい。だが、こんな方法もあるのをご存知だろうか。二〇〇二年七月、スタンフォード大学のジェローム・イェサヴィッジのグループは、アルツハイマー病の進行を抑える目的でFDAの承認を受けたドネペジルという薬が、正常な人間の記憶力を向上させることを発見した。[6] イェサヴィッジたちは航空パイロットを対象に、フライトシミュレーターを使って特殊な操縦方法や特別な緊急対応法の訓練を受けさせた。その際、パイロットの半数にはドネペジルを、半数にはプラセボ（薬効のない偽薬）を服用させた。一カ月後、同じパイロットをテストしたところ、ドネペジル服用組のほうが訓練内容をよく覚えていたことが判明する。その証拠に、学んだ操縦方法――とくに着陸アプローチ――と、ストレスのかかる緊急事態への対応法について成績が向上していた。ドネペジルが第二のリタリンとなる可能性は十分にある。その流れを止めるのはたぶん無理だろう。

リタリンの適用外使用を見て改めて思うのは、本来とは違う目的で薬物を使用したり、薬物を濫用したりするのは、いつの時代もかならず起きるということだ。それを管理し、規制し、法律で縛ろうとしても、結局はうまくいかず、表と裏のふたつの世界を作り出すだけである。避けがたい現実である以上、適用外の使用も明るみに出して、その現実と向き合う社会の態度を決めることが求められているのではないか。アリセプト（ドネペジルの商品名）も効く、カフェインも効く、リタリンも効く。その種の薬物を個人が使うかどうかは、能力強化に対するその人の信条にかかっている。心の状態を変えたがる人もいれば、そうでない人もいる。整形手術や発毛治療で「ごまかす」ことに二の足を踏む人もいれば、ステロイドで「ごまかす」ことに抵抗を覚える人もいる。

私の予想では、正常な脳を持つ大人が記憶力増強剤を使ったり、理論面であまり確かとは言いがたい知能や認知能力の増強剤を使ったりすることはないだろう。なぜか？　記憶力が正常の範囲内であるかぎり、私たちは自分の記憶力レベルに適応し、そのレベルに合った精神生活を送っている。記憶力が高まれば、そうした日常的な精神生活の風景に波紋が広がりかねない。考えてみれば、私たちは毎晩ずいぶん時間をかけて、その日起きた出来事の多くを忘れようと努めているではないか。私たちが一生を通して自分自身の物語を組み立てていけるのも、効率よく覚えて不要なことは忘れる能力があるからだ。その能力に大きな変化があれば、いや、たとえ些細な変化であっても、物語を支える背骨の部分にかかわる問題となり、その人の精神生活は微妙に変わってしまう。

過去の経験や記憶から自由になるために、多くの時間と金を費やしているこの社会で、新しい記憶力増強剤が誕生するというのはいささか皮肉である。人々が酒を飲み、マリファナを吸い、いろいろな活動に参加することで正気を失おうとするのはなぜか。精神科の診療室が、いやな記憶を消してもらいたいと願う人々で溢れているのはなぜか。不慮の事故による外傷、虐待、ストレスの多い人間関係など、ひどい精神的ショックを経験した人が、生々しい記憶に悩まされるのはなぜか。これらはいずれも、避けがたい人生の現実である。

記憶力を高める薬を飲めば、さまざまな問題が新たに生じるおそれがある。いやな出来事が忘れられないだけでなく、ケプラーの法則の導出法まで忘れることができない。記憶力増強剤を飲んだあとは、学校で習った難しい問題がつねに意識を去らなくなる。もしかしたら、苦しいのは記憶がつきまとうことではなく、別のことを考えたいとの思いが頭から離れないことかもしれない。正常な記憶力を高めれば、こうしたもろもろの厄介事が持ち上がる可能性がある。

したがって、名前や日付などのごく普通の物忘れを減らす程度ならまだしも、それ以上の効果がある記憶力増強剤を大勢の人が欲しがるとは考えにくい。気がかりなのは薬品開発の動向だ。現在出回っている記憶力増強剤は、作用が弱く、効用もたかが知れている。これから開発される薬は、はるかに強力になると予想されている。正規の用途である病気の治療についても効果が高いだけでなく、適用外使用の効果ももっと劇的なものとなるだろう。

もちろん、薬の開発が成功するまでには数々の段階を経ねばならない。私たちが生きているうちに新しい記憶力増強剤を目にするのは無理ではないかと考える者もいる。ある種の物質が、記憶力や特定の課題遂行能力を向上させることが動物実験でわかったとしても、人間にも効果を発揮するとはかぎらない。これまでも、動物実験では有望に思えたのに、臨床試験で惨敗に終わったスマートドラッグはたくさんある。(7) なぜだろう？　数百万年もの進化の果てにたどり着いた現在の人間の脳では、すでに神経伝達物質の量が最適な状態になっているからだろうか。開発上のもうひとつの問題は、かりに記憶力を高める効果があっても、副作用が出るおそれがあることだ。「頭のいい」脳を持つように改造されたマウスが、物覚えが早くなった反面、痛みに敏感になったとの報告もある。

薬で知能を高められるか

知能と記憶力は切っても切れない関係にあるのだが、その点はしばし脇に置いて知能だけを考えてみよう。人の知能を向上させて、複雑な問題や概念もたやすく理解できるようにすると、記憶力の場合より厄介な問題を生じそうな気がする。世界中を医師や弁護士やCEOや哲学者だらけにするなど、本当に可能なのだろうか。ハーヴァード大の学生ばかりがいる国家が欲しいだろうか、また必要だろうか。一見、狂気の沙汰の恐ろしい考えにしか思えない。だが、基盤となる科学から判断すると、けっして荒唐無稽なアイデアとばかりは言えないようだ。

「頭のよさ」をどう定義するかは、心理学者にとって昔から悩みの種だった。現在でも、知能の高さはどんなテストで測るかによって左右される。IQテスト（知能検査）やSAT（大学進学適性試験）は学力を判断するにはよい指標だが、「実社会」で通用する賢さが測れるとはとうてい言いがたい。概してこういうテスト（とくにIQテスト）は、分析能力、言語理解、知覚統合、注意記憶、処理速度を測定するためのものである。この種の知能は「心理測定的な知能」と呼ばれ、これが知能のすべてではないのだが（知能には複数種類あって運動能力も含まれると考える者もいる[8]）、測定が可能という利点がある。それで、知能を測る手段としては今でもＩＱテストが重要な位置を占めている。

一九〇四年、イギリス人心理学者のチャールズ・スピアマン博士が、知能にかんする一九世紀の文献を見直したところ、一種類の知能検査でよい成績を収める者はどの知能検査でも出来がよいのに気づいた。そういう人は、言語理解、知覚統合、注意記憶、処理速度など、どれを調べるテストでも一貫して高得点をとっている。スピアマンは、何かに特化した知能ではなく「一般的な知能」ともいうべきものが存在すると想定し、それを「一般因子」と名づけた。一般因子は、さまざまな分野（言語、知覚、記憶など）にかかわる知能を発揮する際に共通して用いられる能力で、ほぼすべての知能検査でよい成績を収める人がいるのはこの因子があるためだとスピアマンは考えた[9]。一九〇四年以後に行なわれた数々のテストで、スピアマンの一般因子説の正しさが裏づけられている。今では、知能検査の得点に見られるばらつきの原因の約五〇パーセント――七〇パーセントとする見解もある――を一般因子が占めているというのが、科学者と心理学者の共通認識である[10]。

近年の遺伝学の研究により、性格や知能といった抽象的な特性までもが遺伝子に刻まれていることが明らかになっている。一般因子の土台になる遺伝子が何かは、まだ研究が始まったばかりだ。一般因子が多数の遺伝子の影響を受けていることはまず間違いないので、遺伝子捜しの道のりは長いものになるだろう。しかし、早くも最近の研究によって、知能と関連のある遺伝子がひとつ、第6染色体上に見つかっている[11]。

知能にかかわる遺伝子を捜す手法に、「遺伝学的脳マッピング」がある。これは、双生児、家族、血縁関係のない人々などを含む、大勢の被験者の脳について構造の特徴（大きさや容積など）を調べるものだ。彼らの脳をＭＲＩでスキャンして、その差異を比べると、脳のどの領域が遺伝子の影響を最も強く受けているか（たとえば双子どうしや母と娘を比べたときに最も似ている部位はどこか）がわかる。こういう研究が始まったのはここ三、四年のことにすぎない。遺伝の影響をいちばん受けやすい脳領域がわかれば、その脳領域を作り出すのに関与した遺伝子がどれかを突き止められると、研究者は期待している。構造を手掛かりに遺伝子を捜すという、いわば逆向きのマッピングを行なうことで、知能に作用する遺伝的要因の解明はさらに進むにちがいない。

こうした近年の脳マッピングの研究により、脳容積の九四パーセントは程度の差はあれ遺伝の影響を受けていることが明らかになった[12]。前頭部、感覚運動野、前側頭部などの領域は遺伝的要因の影響が大きく、とくに中前頭部は遺伝率が九〇～九五パーセントと、ほぼ遺伝的要因によって構造が決定している。また、「回（脳溝間の隆起）」が表す模様は、いわば脳の「指紋」のようなものだが、遺伝的な影響をそれほど受けない。同様に、海馬（短期記憶を長期記憶に変換する際に関与する脳構造）は遺伝子よりも環境の影響を強く受けている[13]。

どうやら遺伝学者と脳神経科学者の研究結果は一致しているようである。遺伝子の影響を最も強く受けていると見られる脳領域は、脳神経科学者が知能と認知能力に関与していると考えている場所なのだ。もしかしたら、知能に影響する遺伝子は、スピアマンの一般因子の土台となる脳領域の構造と機能にかんする指令を携えているのかもしれない。遺伝学的脳マッピングによる研究結果と、IQテストの得点を突き合わせれば、脳の大きさ、構造、容積と、知能との相関関係を、導き出す手掛かりになるだろう。脳神経科学の研究により、脳全体のサイズと知能指数は統計的に見て強い相関関係にあることがわかっている。もっと詳細な研究からは、前頭葉における灰白質（おもにニューロンの細胞体からなる）の量が違うと、知能指数にも有意な差が見られることが明らかになった[14]。だとすれば、前頭葉こそがスピアマンの一般因子の座なのかもしれない。

IQの高い人が、頭を使う仕事、つまり一般因子が必要となる複数の課題をこなしているときに、どの脳領域が活発に働くかをケンブリッジ大学のジョン・ダンカンのグループが調べ、一般因子の宿る場所は前頭葉の外側部（左右とも）ではないかとの結論に達した[15]。被験者がいくつかの知能テストに答えているときの脳を陽電子放射断層画像（PET）でスキャンしたところ、その領域がとくに活性化していたのである。この結論に疑いの目を向ける研究者もいて、ダンカンの研究はせいぜい「そう思わせる」としか言えないと指摘する。前頭葉が何をしているかは、まだ完全には解明されていないからだ[16]。だが、ダンカンの発見は、私たちが科学史において新たな時代に入ったことを決定づけたと言える。知能の個人差という、かつては心理学の領域だったテーマを、今や脳神経学者が探求できるようになったのである。

こうした流れに呼応して、近年は知能の個人差を脳から読み取ろうとする研究がいくつも報告されている。特筆すべきは、アルバート・アインシュタインの脳の研究だ。この偉大な科学者は、一般に人類史上でも群を抜いた優れた頭脳の持ち主とみなされている。その大脳を調べて対照群と比較したところ、左脳の前頭部で[17]グリア細胞（ニューロンを支えるなどの役割を持つ）よりニューロンの数が多いことがわかった。[18]人より多いこのニューロンが、相対性理論を生み出すのに一役買ったのだろうか。

前頭葉が知能に関与していることを裏づける証拠は、別の方面からも得られている。一般に、前頭葉に損傷を受けた人は、正常な人よりIQテストの得点が二〇～六〇点低いのだ。こういう人たちは、いわゆる「流動性知能」にも問題がある。流動性知能とは、年齢とともに衰えてくる知能のことをいい、抽象的な思考をしたり、時間の制約があるなかで的確な反応をしたり、新しい物を使用したり、物事をすばやく処理したりといった能力が含まれる。また、ダウン症の患者でIQテストの得点が著しく低い人は、前頭葉の灰白質が少ないことがわかっている。[19]

今後の展望

未来はここにある。知能に関与する遺伝子をすでにひとつは突き止めた。ほかの遺伝子もこれから発見されていくだろう。特定の遺伝子の影響を受けているのが脳のどの部分で、高いIQとの相関関係が見られるのはどの部分かはわかっている。学習と記憶に重要な役割を果たす神経伝達物質もいくつか明らかになった。こうした知見をもとにすれば、理想的なゲノムに恵まれなかった人の知能を高めるために（あるいはすでに「頭のいい脳」を持っている人の知能をさらに高めるために）何を操作すればいいかも見えてくる。知能と関連しているらしき遺伝子を、遺伝子治療を用いて人に挿入したり、削除したり、その遺伝子のスイッチを入れたり切ったりするのも夢ではない。薬の力を借りて神経伝達物質を増やす、あるいは減らすこともできるだろう。現に、ある種の神経伝達物質についてはすでにそれが可能である。ＦＤＡ（米食品医薬品局）の規制の対象にならないハーブ・サプリメントから、規制対象となる医薬品まで、さまざまなスマートドラッグはすでに出回っている。アメリカ西海岸ではスマートバーと称する店がいくつも現れ、スマートドラッグを売っている。[20]

私が思うに、こういったことはどれも自己感を危うくするものではない。自分の知的能力を高める機会はいくらでもある。何百万人もの非常に頭のいい人々を世に放つことに対して、倫理的な観点からの懸念があるかもしれないが、すでに何百万人もの非常に頭のいい人々がこの世に存在することを思えば、その懸念の多くは杞憂であるとわかるだろう。統計学者の古いジョークではないが、「世界中の人口の半分は、知能が平均以上」なのである。頭のいい人の数が増えたところで、私たちの価値観は変わりはしないし脅かされもしない。

頭のよさが、よりよい暮らしと関連していることは否定しがたい。その一方で、頭のよさがすべてではないのもまた事実だ。頭がいいとは、うまく情報を処理して課題の答えを見つけ出す能力をいう。しかし、何らかの答えが得られたら、それを実行に移して問題を解決することに多大な労力を注ぎ込まねばならない。どれだけ頭がよくても、解決に向けたプロセスをたやすいと言える者はまずいないだろう。問題点を見抜き、なおかつそれを解決に導くには、懸命に努力する必要がある。いずれ私たちの誰もが、薬の力で頭の回転が速くなり、新しい問題の答えも今よりすばやく見つけられるようになるかもしれない。だが、それが「頭がよくなる」ということなのかどうか。「頭がよくなる」とは、「思考のスピードが上がる」と同じ意味で使われることが少なくないのだ。

今後どのような進展があるにせよ、これだけは間違いない――認知能力を高める薬はかならず開発されて、かならず使用され、また濫用されるだろう。それでも、酒棚の酒を飲み尽くしてしまう人ばかりではないように、抗うつ剤のプロザックで気分を変えようとする人ばかりではないように、そして、正常とは何かの認識を改めさせる出来事に次々と直面しても誰もがそれに順応して暮らしていくように、私たちは各自の基本的な信条や自己感に応じて新しい記憶力増強剤を受け入れていく。薬を自主規制する動きも現れるだろう。心の状態を変容させたいと願う少数の人々はその薬を求めるだろうし、自己イメージを変えたくない人は、たとえ薬が手に入る状態にあっても無視するだろう。政府はその選択に口を出すべきではない。私たちが、自分自身の善悪の観念に基づいて新しい能力強化の時代を生きていくのを、政府はただ見守っていればいい。

第3部

自由意志、責任能力、司法

6章 私の脳がやらせたのだ①

あなたは恐ろしい殺人事件の裁判で、陪審員を務めることになった。陪審員である以上、アメリカの司法制度についてある程度は知っているし、またそうでなければ困る。まずひとつ、刑事事件の九五パーセントは裁判にならない。訴えを棄却されるか、司法取引で解決されるケースがほとんどである。司法取引が行なわれる背景には、裁判の場で有罪と判断されると被告への刑罰が重くなるという現実もある。ふたつ、被告が有罪になる確率はきわめて高い。

陪審員席についたあなたは、これから自分が一一名の仲間とともに事件を裁定しなければならないことを十分承知している。人間の行動にかんする最新の科学知識にはたぶん通じていない仲間とともに。たいていの陪審員は言い訳には納得しない。言い訳とはつまり、被告にはこれこれこういう事情があるので罪には問われないという申し立てだ。陪審員は、厳しい姿勢を崩さずに理屈より現実を重んじる人たちである。それが、アメリカの司法制度の特徴と言っていい。空想をもてあそんだりはしない。ただ恐ろしい事件を理解しようと努める一二人がいるだけだ。陪審員の大半は、

「脳神経科学」という言葉を聞いたこともなければ、「自由意志」とは何かを考えたこともない。彼らが法廷にいる目的は、被告が犯罪を犯したかどうかを明らかにすることである。犯したという結論に達すれば、おそらく厳しい罰を与えるだろう。精神異常を理由に被告を無罪とすべきかどうかを、陪審員が検討するように求められることはめったにない。かりにそうした弁明を聞いても、陪審員は認めないのが普通である。

こういう現実が支配するアメリカの法廷に、新しい波が押し寄せつつある。その波とは、昔から繰り返し問われてきたひとつの疑問——ヒトという生物に「自由意志」はあるのか、だ。被告が恐ろしい犯罪を犯したのは、自らの自由な選択によるものか。それとも、被告の脳と過去の経験がその行為を行なわしめたのであって、被告に選択の余地はなかったのか。現代科学の考え方と日々の現実がぶつかり合う場面ではたいていそうであるように、陪審員はこうした見方をすぐには受け入れないだろう。だが、私はあえてこう言いたい。どんなに厳しい陪審員も、そうせざるをえなくなる、と。いつかこの問題が、司法制度全体に影を落とす日が来るからだ。

現在、さまざまな脳メカニズムが研究されている。脳を組み立てる際に遺伝子がどんな役割を果たしているか、私たちが環境を感知するときにニューロンネットワークがどんな役割を果たしているか、また、これからの行動を導くうえで過去の経験がどんな役割を果たしているかを突き止めるためである。脳の変化が、心が変化するための必要十分条件であることはすでに明らかになった。近年では脳神経科学というジャンルのなかに、脳が心を生み出す仕組みを専門に調べる認知神経科学という研究分野も誕生している。

こうした二一世紀の脳科学の現状を受けて、昔ながらの問題を心配する声が高まってきた。自由意志と個人の責任の問題である。具体的に言うと、こういう考え方だ。心を決めているのは脳であり、脳は物質である。物質は、物質界を支配するあらゆる法則に従う。物質界に起きる事象は何らかの原因によって必然的に規定されているのだから、私たちの脳の活動も因果律によって決定されているにちがいない。脳が決定されていて、しかも脳が心を生むための必要かつ十分な器官であるなら、次のような疑問が残される。心に生じる思考もあらかじめ決定されているのか。私たちが経験しているように感じる自由意志は、幻想にすぎないのだろうか。自由意志が幻想だとしたら、自分の行為に責任を負うとはどういうことかを考え直す必要がありはしないか。

この難問は、何十年も前から哲学者を悩ませてきた。だが、脳の画像化技術が到来してからは、哲学者だけでなく脳神経学者もこの問題を解き明かそうとしている。しだいに法律の世界からも、答えを求める声が上がってきた。被告側の弁護士は、クライアントの脳画像から一画素分でもいいから異常を見つけたがっている。たとえば、犯罪に走りやすい素因を持っている、衝動を抑制するはずのネットワークがうまく機能していない、などだ。そうした異常があれば、次のような主張が成り立つ。「ハリーがやったのではありません。ハリーの脳がやったのです。ハリーに行為の責任はありません」

普通より攻撃的な脳というのはたしかに存在し、それを裏づける証拠もある。神経伝達物質のバランスの乱れや脳の器質的障害のせいで脳が正常に働かなくなることが、ある種の暴力行為や犯罪行為の原因ではないかと考えられているのだ。脳神経科学の研究からは、こんな事実も明らかになっている――何かを経験したと私たちが意識する前に、脳はすでに仕事を終えている。私たちが何かを行なう決意を意識するときには、脳はすでに活動を始めている。だとすれば疑問が生じる。私たちは蚊帳の外なのだろうか？　これまでは、精神異常や脳疾患のせいで責任能力が問われないという問題があった。今や、正常な人間までもが決定論から逃れられないかのようである。私たちは、個人の責任という概念を捨てるべきなのだろうか。私はそうは思わない。脳と、心と、人の区別をつける必要がある。人は自由であるから、自らの行為に責任を負う。脳には責任はない。

脳神経科学を通じて、私たちは行動を理解するための新しい方法を手にするだろう。だが、最終的には気づかなくてはならない。たとえ行為（犯罪行為であれ何であれ）の原因が脳機能の視点から説明できるとしても、その行為を実行する人が責任を問われないわけではないのだと。脳神経科学の最新の知見と、法的な概念を踏まえれば、次の原則が成り立つと私は考える。脳は自動的に働き、法則に支配され、決定論に従う装置であるが、人は自らに責任を負う行為者であって、自由に意志決定をすることができる。物理の法則に従う自動車が相互作用すると交通が発生するように、人と人とが相互作用すると責任が生じる。個人の責任とは、集団にかかわる概念である。集団のなかに存在するのであって、個人のなかに存在するのではない。もしあなたが地球上でたったひとりの人間だとしたら、個人の責任などという概念はありえない。責任とは、他者の行為に対してあなたが抱く概念であり、あなたの行為に対して他者が抱く概念なのである。脳は決定論に従う。ふたり以上の人間は、集団で生きているときには規則に従う。そして、人と人との相互作用から行動の自由という概念が生まれる。

私たちの行動を始動させるのが脳だと思わせる証拠はたしかにある。その証拠とは、ひとつには知覚による認識の結果が動きや活動や行為となって現れることであり、もうひとつは脳内の感情の状態によって、すべての神経ネットワークが特定の決断をくだす方向に偏る場合があることだ。後者の例としては、ストレスを受けているとき、あるいは性的な興奮状態にあるときがあげられる。だからといって、社会構造のなかに存在する人と人との関係や、人間の共存を可能にするルールや、個人の責任のような規則や価値観が、脳のメカニズムに基づいているとは言えない。こうした側面は、人であるがゆえに生じるものでありながら、奇妙にも私たちの脳のなかにはないのだ。これらは、自分の自動的な脳が他者の自動的な脳と相互作用をして、何らかの関係が生じるときに「のみ」存在する。いわば、実体がないのである。

自由意志に対する哲学の立場

哲学者は昔から、自由意志とは何か、自由意志は存在するのかを議論してきた。個人の責任を問題にし、それを重んじようとするなら、自由意志という概念は欠かせないように思える。難しい話を抜きにして簡単にまとめると、自由意志をめぐっては大きく分けてふたつの対立する見解がある。人間には自由意志があるとする立場と、ないとする立場だ。自由意志の存在を信じるグループ（非決定論者）は、何らかの未知の要素──「機械のなかの幽霊」であれ、魂であれ、心であれ、精神であれ──があるおかげで、私たちは選択をし、自らの行動を決めることができると考える。また、物質的な世界と、その世界において私たちがたどる道に働きかけ、さらにはそれを変えることで、自らの運命をも決められるとする。一方、自由意志を認めないグループ（決定論者）は、私たちの生きている世界が運命によって、あるいは遺伝的なプログラムによって前もって決定されていると し、人間によるものであれ何によるものであれ、すべての行動は起こるべくして起きていると考える。

合理性を重んじる科学の世界からは、ひとつの疑問が湧く。もし決定論が正しいのなら、決定しているのは何なのか。これまでは、遺伝子が私たちの運命を決めていると考えられてきた。遺伝決定論とは対極の立場をとるスティーヴン・ジェイ・グールドは、この理論をこういう言葉で説明している。「どんな人間になるかが［遺伝子によって］あらかじめプログラムされているとしたら、［私たちが］現在のような特徴を持つに至ったのは不可抗力ということになる。私たちにできるのはせいぜいその特徴を方向づけるだけで、意志の力や教育や文化をもってしてもそれは変えられないことになる（2）」。たしかに、ほぼ遺伝子で決まる過程もある。たとえば、ハンチントン舞踏病の原因遺伝子を持っていたら、まず間違いなくその病気を発症する。「豊かな暮らしも、優れた医療も、体によい食べ物も、愛情溢れる家族も、莫大な財産も、それをいかんともすることができない」のだ[3]。だが、私たちの特徴の多くは遺伝子だけで決まるわけではない。人間の特徴や行動は、環境や偶然にも左右される。

脳を組み立てるのは遺伝子であるが、膨大な数の決断を時々刻々と下して最終的に認識や行動を生み出しているのは、私たちの脳である。したがって、現代において自由意志の問題を考えるなら、注目すべき場所は脳であるように思える。脳は決定論に従う器官なのだろうか。遺伝子で決められた行動を実行しているだけで、私たちにはそれをコントロールできないのか。それとも、心の住みかであり、機械のなかの幽霊である脳は、自由意志を持ちうるのだろうか。

自由意志をめぐるさまざまな研究

私たちが何らかの考えを意識する前に脳が仕事を始めているのなら、脳が心を動かしていると言ってよさそうだ。これが、脳神経科学の視点から見た決定論の基本的な考え方である。この問題が注目されるきっかけを作ったのは、一九八〇年代に発表されたベンジャミン・リベットの研究だった[4]。

リベットは、被験者が自らの意志で手を動かすときの脳活動の様子を調べた。すると、被験者が実際に手を動かす〇・五秒から一秒前に、準備電位と呼ばれる脳波が測定された。これを受けてリベットは、手を動かそうとする「意識的な決意」が生じる瞬間（のちに「悪名高き『時間 t』」[5]と呼ばれることになる）が、この〇・五から一秒のあいだのどこにあるのかを突き止める研究に乗り出す。

リベットは被験者の頭皮に電極をつけて脳波を測りながら、彼らに自分の意志で手を動かすように指示をした。被験者の目の前には、秒針がわりに黒い点が動く時計のようなものが置かれている。被験者はその時計を見つめ、手首を曲げるという決意を意識したまさにその瞬間、黒い点がどの位置にあるか（たとえば5の位置か53の位置かなど）を確認し、それを研究者に報告する。こうすれば、決意をした瞬間と、脳波に準備電位が現れる時間との関係を把握できる。

その結果、手を動かそうという決意を最初に意識した「時間 t」よりも前に、被験者の脳が活動していることがわかった。すでに準備電位が生じていたのである。準備電位が始まってから、被験者が意識的な決意をするまでの時間は、約〇・三秒だった。決意を意識する前に脳の準備電位が始まっているとしたら、脳は私たちが意識しないうちに私たちの決意を知っていたことになる。

ではやはり、自由意志など幻想にすぎず、実在しないものなのだろうか。リベットはこう主張する。決意を意識してから実際に手が動くまでに約〇・二秒あり、脳から手へ信号が伝わるには〇・〇五～〇・一秒かかるのだから、意識を持つ自己には〇・一秒の余裕が残される。この〇・一秒で、無意識のうちに決定された行為をそのまま実行するか、それとも行為を禁止するかを選ぶことができる。そこに、自由意志の入り込む余地があるとリベットは言う。自由意志は、禁止する力のなかにあるのだと。[6] カリフォルニア大学サンディエゴ校の脳神経学者、ヴィラヤナー・ラマチャンドランも、ジョン・ロックの自由意志論[7]に似た考え方でこう語っている。「私たちの意識が持っているのは、自由意志ではなく『自由否定』かもしれない[8]」

ニューヨーク大学のマイケル・プラットとポール・グリムチャーは、サルの脳を対象にして「下頭頂小葉」のニューロン活動を調べた。彼らの実験は、私たちが行為を意識する前に脳がひとりでに動いているという見方を裏づける結果となった。下頭頂小葉の個々のニューロンには決まった受容野があって、それぞれ視野の特定領域に刺激が与えられたときに強く反応する。たとえば、サルが壁の中央をじっと見つめているときに、研究者が壁のあちこちに光点を提示したとする。すると、あるニューロンは、光が特定の一地点（たとえば注視点の五インチ上など）に来ると、ほかの場所にあったときより高い頻度で「発火」する（信号を送る）。光がその地点に来ると、ニューロンはマシンガンのように発火するが、光がそこを外れてニューロン受容野の外に出ると、発火は止まる。

プラットとグリムチャーはいくつもの実験を通して、ニューロンが自分の受容野をじつによく知っていることを示した。下頭頂小葉のニューロンは、与えられる報酬の量に応じて自らの発火パターンを変化させたのである［注視点の左右にふたつの光点を提示し、サルにどちらかひとつに視線を移動させて選択させる実験。サルは好きなほうを選べるが、どちらを選ぶかで報酬の量が異なっている］。つまり、この脳領域は、行動するかしないかを決めるうえできわめて重要な役割を担っていることになる。ここのニューロンは、ただおとなしく視野の特定領域を見張っているわけではない。どうやら動作の目的と結びついているらしく、意志決定のプロセスを積極的に助けている可能性がある。こうしたニューロンの活動は、サルが自分の行動を決めたらしき兆しが現れるはるか以前に起きているのだ。ここでも脳が自動的に働いている。

ほかにも数々の実験から、脳は私たちが気づく前に仕事を終えているという事実が浮き彫りになっている。そうした事例は私自身の研究からも得られている。[9] 私たちが空間のなかの一点を注視しているとき、その注視点の右側にあるものの情報はすべて左脳の視覚野へ、注視点の左側にあるものはすべて右脳の視覚野へと送られる。だが、ふたつの脳半球は分離しているわけではなく、脳梁と呼ばれる神経線維の太い束でつながっている。

かりに注視点の左側に「he（彼）」という単語を、注視点の右側に「art（芸術）」という単語を提示したとしよう。するとあなたは「heart（心）」という単語を認識する。このような統合は、あなたのまったくあずかり知らぬところで行なわれている。私の研究室で、ロン・マンガンとスティーヴン・ヒルヤードの協力のもとに脳波の計測実験をしたところ、この統合がどうやって行なわれているかの手掛かりが得られた。私たちが決意を意識するはるか前に脳が始動して決定を下している（この場合で言えば he と art をつなげている）事例がまたひとつ明らかになったのである。

被験者の感覚器官に刺激を提示すると、脳に「事象関連電位」と呼ばれる電位が発生する。事象関連電位を測定すれば、片方の脳半球のニューロンがどういうパターンで活動するか、また脳梁を経由して反対側の脳半球にどう伝わっていくかを時間を追って記録できる。実験の結果は次の通りだ。左側の視野に刺激（たとえば「he」という単語）を提示すると、ただちに右脳の視覚野が活動する（刺激が右側の視野に提示された場合はその逆が起きる）。約〇・〇四秒後、活動は左脳に広がり始め、さらに〇・〇四秒ほどが経過したときに情報が意識に達し、「heart」が認識された。「he」と「art」の統合は、「heart」というアウトプットを意識するよりだいぶ前に行われているのである。

自由意志と暴力

私たちが気づく前に脳がいくつもの決断を下しているとしたら、自由意志がかかわる現実生活の問題はどうなるのだろうか。つまり、暴力的な犯罪行為の問題である。神経生物学的な理由を持ち出して、行為者に責任能力がないとする主張はよく聞かれる。犯罪が、一時の激情や一時的な精神錯乱、あるいは正当防衛によるものだと主張されるのは、一時的に（もしくは永続的に）脳の状態が異常になったためにその人に行為の責任は問えないと弁護したいからである。こうした弁明の前提となるのは、正常な人はけっして犯罪を犯さない、したがって暴力行為の原因は何らかの異常にある、という考え方だ。暴力にかかわる脳メカニズムに興味がある人なら、最新の脳神経科学の知見をもとにして次のように主張することができるし、実際にそう主張している者もいる――神経伝達物質のバランスの崩れや、脳の器質的障害が暴力の原因になると証明できれば、そういう脳を持つ人に対して行為の責任を問うべきではない、と。犯罪行為と法律の歴史が始まって以来、こういった主張がしばしばなされ、被告は罪を免れてきた。だが、脳に器質的な障害があるからといって、あるいはたとえば統合失調症にかかっているからといって、かならず暴力に走るわけではない。個人の責任と自由意志は、どこで役割を果たすのだろうか。じつは、どちらも脳のなかには出てこないのだ。

その話をする前に、まず暴力行為にかんする脳神経科学の研究をいくつか見ていきたい。暴力行為を繰り返す犯罪者は、「反社会性人格障害（APD）」に当てはまる者が多い。APDとは、人をだます傾向、衝動性、攻撃性、良心の呵責の欠如などを特徴とする障害である。[10] APDと診断される人々は、社会のルールに反した行動をとり、脳の抑制メカニズムが働いていない。抑制メカニズムは、前頭葉の正常な機能と関連があると見られている。一八四八年の有名なフィニアス・ゲイジのケース以来、社会ルールに適合した行動をとるうえで前頭葉がきわめて重要な役割を果たしていることがわかっている。前頭葉が正常に機能していないと、「自由否定」を用いる能力が損なわれるようなのだ。

フィニアス・ゲイジは、神経心理学の分野で史上最も有名な患者のひとりである。ゲイジが鉄道工事の現場で仕事をしていたとき、火薬を詰める鉄棒が爆発事故で吹き飛んでゲイジの頭を貫通した。この事故のせいでゲイジの前頭部は損傷を受ける。[11] 怪我から回復したゲイジはうわべは正常に見えたが、昔から彼を知る人はいくつかの変化に気づき、彼は「もはやゲイジではない」といって嘆いた。[12] 事実、ゲイジの性格は一変していた。抑制がきかず、衝動を抑えられず、社会のルールに反した行動をとる人間に変貌していたのである（場をわきまえずに悪態をついたり性的な話をしたりした）。あいにく、ゲイジが亡くなったときに解剖を行なわなかったため、具体的に前頭葉のどこが損傷したかは見極められなかった。しかし、残っていた頭蓋骨の損傷の様子をもとに、鉄棒がどう貫通したかを近年の研究で再現したところ、前頭前野の中央部の下側にある眼窩領域がダメージを受けていたことがわかった[13]。

社会ルールに則った行動をとるうえでこの領域が重要な働きをしていることは、前頭前野を損傷したほかの患者の症例からも裏づけられている[14]。だとすると、新たな疑問が湧く。APDと診断され、前頭前野を損傷した患者と似たような反社会的行動をとる犯罪者は、やはり前頭前野に損傷が見られるのだろうか。これを確かめるため、南カリフォルニア大学のエイドリアン・レインのグループは、APD患者二一名の脳をスキャンし、その画像をふたつの対照群と比較した。ひとつは正常な人たちのグループ。もうひとつは薬物依存症の人たちのグループである。APDの患者には薬物依存症の者も多いため、薬物依存症患者を対照群に選ぶことで、薬物依存とは関係のないAPDのみに特有の脳の違いを調べようと考えたのだ[15]。その結果、APD患者の前頭前野は、対照群と比べて灰白質の量が少なく、自律神経系の活動も減少しているのが明らかになった。だとすれば、APDを持つ犯罪者の脳と正常な人たちの脳には、構造上の違い（ほかの領域に比して前頭前野での灰白質の量が少ない）が存在することになる。また、両者の社会行動の違いが、灰白質の量の違いによって生じている可能性もうかがえる。

レインの仮説を支持するデータは、別の症例研究からももたらされている。幼い頃からAPDの特徴を示していた少年が、あるときロシアンルーレットで遊んでいて自分の頭を撃ち、前頭前野の中央部に損傷を受けた[16]。彼は奇跡的に一命を取り留める。怪我の前から少年を知る者は、彼の性格にとくだんの変化は見られないと話した。怪我をする前の少年の行動から察して、彼の前頭前野の中央部は（もしかしたら灰白質が少ないために）もともと適切に働いていなかったと考えられる。怪我のあとも問題行動が続いたのは、はじめからうまく機能していない脳領域にダメージを受けただけなので、行動への影響がほとんどなかったからなのだろう。

こうした人たちは、自分の衝動を抑えることが「できる」のにあえてそうしていない（したがって自らの行為に責任を負う）のかもしれない。前頭前野がどれくらい損傷したら、あるいは灰白質がどれだけ減ったら脳の抑制機能が働かなくなるのか（そしてたぶん責任を問われなくなるのか）を、今後の研究で突き止める必要があるだろう。その際、研究者は十分に注意しなくてはならない。暴力の原因を脳に求めようとするときは、それがどんな脳状態であれ、暴力行為との相関と同じくらい非暴力的行為との相関も見出せる可能性がある。わかりやすく言えば、前頭葉下側の眼窩領域にゲイジのような損傷を受けても、ほとんどの患者は法に触れるような反社会的行動を示すことはない。夫や妻なら何らかの異変に気づくかもしれないが、それでも患者には社会のさまざまな抑止力が働く。患者のあいだに反社会的な行動が見られる頻度は、正常な人たちの集団の場合と何ら変わりはない。統合失調症の患者の場合も同じである。彼らが暴力的な犯罪行為に走る確率が、正常な人たちの集団より高いわけではない。ゲイジのような損傷を受けた人や、統合失調症にかかっている人が、とりたてて暴力的な犯罪を犯しやすいわけではないとしたら、そういう脳障害があるだけでは行為に対する責任を免除する理由にならないように思える。

もっとも、こうした事実をいくら突きつけても、決定論に凝り固まった人たちには痛くもかゆくもない。彼らが拠り所にするのは因果律である。行動という結果が現れるからには、かならず明確な原因があると信じているし、私たちはまだ因果関係を完全には理解していないとも考えている。だが、別の切り口から見てみると、決定論が支配する世界にも自由意志が存在しうるのがわかるはずだ。

物質である脳がいかにして行動を生み出すかを機械論的に説明する風潮が広まっていることが、決定論的な見方を増長している。だが、かりに脳が時計仕掛けのように機械で動くのだとしても、自由意志の概念は存在しうると哲学者も科学者も説いてきた。その主張は、機械論的な説明を使って罪を免れさせようとする考え方に真っ向うから異を唱えている。

イギリスの哲学者、A・J・エアは、一九五四年に「柔らかい決定論」という仮説を発表した。デイヴィッド・ヒュームをはじめとする数々の哲学者と同じように、決定論が支配する世界でも人は自由に行動できると主張したのである。自由な行動は、外からの強制や束縛を受けずに自ら望み、意図し、決断を下すことから生じるとエアは考えた。彼は行動を「自由な行為」と「強制された行為」とに区別する（因果律で説明できる行為と説明できない行為の別ではなく）。自由な行為とは、自分自身の内部から生じるもの（何らかの病気にかかっていないかぎり）、つまり自らの意志によって始まる行為をいう。一方、強制された行為とは、自分の外にある何かによって引き起こされる。たとえば、誰か、もしくは何かがあなたを催眠状態にし、身体的または心理的な圧力をかけてあなたに何らかの行動をとらせる場合、あるいは病的な盗癖のような疾患を持っている場合などである。Aという行為が自由な行為だった場合、行為者はその気になればBという行動もとれた。それにひきかえ、Aが強制された行為だった場合、行為者はどう頑張ってもAしかできない[17]。エアは以上の考察を踏まえ、強制されていないかぎり行動は自由だと結論づけた。自由な行為は、因果律で説明できるかどうかとは関係がない。行為の原因が内にあるか外にあるかが問題なのだ。エアは脳の役割についてはっきりとは語っていないが、彼の主張を脳の視点からこう表現することもできるだろう。脳は決定論に従うが、人は自由なのだと。

今後の展望

自由意志の問題に取り組むため、学者たちは巧みな考え方をいくつも編み出してきた。だが、議論の余地があるものも多い。私が思うに、機械のなかの幽霊も、複雑系の創発特性も、論理的不決定も、その他のいろいろな説明も、根本的に焦点がずれている。脳は自動的に働くが、人は自由なのだ。私たちの自由は、集団のなかで人と人とが相互作用する場に見出される。

たとえばハリーが殺人を犯したとしよう。私たちの司法制度では、ある行為が犯罪かどうかを決める要素がふたつある。違法行為の有無と、犯意の有無だ。ハリーを刑務所に送りたければ、検察側はその「両方」が存在することを、合理的な疑いを差し挟む余地がないまでに明確に証明しなくてはならない。抽象的な言葉で言うなら、法廷と司法制度は犯罪の行為主体を明らかにしようとしている。脳神経科学者が助言を求められるのは、「ハリー個人に責任を問えるか」を見極める場面である。ハリーがやったのか、それとも彼の脳がやったのか。危険な坂道が始まるのはここだ。責任について脳神経科学が言えることはほとんどないからである。責任とは人間が作り出した概念であり、ふたり以上の人間からなる集団のなかにしか存在しない。責任は社会が定めたルールであって、人と人とが相互作用する場面にのみ発生する。脳をスキャンしたところで、そのどこかの画素から責任を問えるか否かが読み取れるなど、これからもけっしてありえないだろう。

法律の現場での対応はと言うと、司法当局は責任能力の有無を決める基準作りに非常に苦心してきた。法的に精神異常とみなせるかどうかを判断するため、一八四三年のマクノートンルールから、二〇世紀のダラムルールやアメリカ法律協会模範刑法典まで、さまざまな規則が定められている。だが、そのどれもが不十分であることがわかっている。[18] 弁護側と検察側とでは、同じデータをもとにしても主張が食い違うものだ。やはりここでも、脳神経科学者の助けを借りて現行のやり方を改めたいとの声がある。

最も重要なポイントは、司法制度が人間の行動をどう見ているかだ。現在の司法制度は、ハリーが「実践理性〔行為や意志の決定にかかわりを持つ理性〕を働かせられる人」だという前提に立っている。つまり、ハリーがその行為を行なったのは、自分で自由に選択した結果だと考えるわけだ。単純ながら強力なこの前提が、司法制度全体を動かしている。誰でも法律を侵したくなる理由のひとつやふたつは思いつくが、私たちには自由意志があるので、それを実行に移さないという決断ができる。もしも弁護士が、被告には「理性を働かせる能力に欠陥がある」ために犯罪を思い留まれなかったと証明できれば、被告は――この場合ならハリーは――行為の責任を問われない可能性がある。ハリーがきちんと頭を働かせていなかった、というより頭を働かせることが「できなかった」ので行動を止められなかったと、脳画像や、神経伝達物質の検査結果から明らかにできるのを弁護士は望んでいる。

　では、脳神経科学は人間の行動をどう見ているのだろうか。ひとことで言えば、この考え方とは相容れない。脳神経科学的な見方のほうが厳しい面も多いし、逆に寛大な面も多々ある。いずれにせよ、根本のところで異なっているのだ。脳神経科学は神経系の機械的な働きを調べる分野である。脳は進化したシステムだ。脳という意志決定装置は、環境と相互作用しながらルールを学び、反応の仕方を決めていく。ルールに基づいて自動的に働いてくれる装置なのである。こういった言い方をすると抗議の声が聞こえてきそうなので、私の過去の論文から文章を引用させてほしい。

　ならばと、こう尋ねる人がいるかもしれない。「では、人間は基本的にロボットだとでも言うのか？　脳は時計仕掛けのようなものだから、動かないからといって時計を責められないように、人が犯罪行為に及んでも責任を問えないと？」ひとことで答えるなら、ノーだ。その喩えは適切ではない。責任の問題など（いや、責任という概念そのものが）登場してきていないのである。時計職人が時計を責められないように、脳神経科学者は脳に責任があるかないかを語ることはできない。責任を否定したわけではない。人間の行動を脳神経科学の切り口から説明すれば、責任の話は出てこないだけなのだ。なぜなら脳神経科学者は、脳を自動機械として扱っているからである。私たちが時計を罪なしとみなすのは、時計が自動機械だからにほかならない。しかし、別の切り口から人間を捉えれば、責任の有無を判断する余地が生まれる。人間を、実践理性を働かせられる人、と位置づければいい。時計に責任を問えないからといって、人にも責任がないと考えるのはおかしい。そういう意味では人間は特別な存在であり、時計やロボットとは違うのである。[19]

これはきわめて重要なポイントだ。責任の有無を、脳神経科学者が脳のなかから見つけ出すことはけっしてないだろう。責任とは人が持つ属性であって、脳が持つ属性ではないからだ。責任は道徳上の価値観であり、ルールに従う同朋の人間に対して私たちが要求するものである。検眼師は人の視力（一・〇、〇・五、〇・一など）を測ることはできても、その人が法的に盲人扱いになるとか、視力が弱すぎてスクールバスの運転には向かないといった判断はできない。同様に、精神科医や脳科学者は、人の心や脳がどんな状態にあるかを説明することはできても、その人が自分の行動をほとんどコントロールできないから責任は問えないなどという判断を、根拠に基づいて下すことはできないのである。責任の問題は、誰がスクールバスの運転をするかの問題と同じく、社会が判断することである。脳神経科学の視点から言えば、他者より責任能力の低い人も高い人もいない。人間はすべて、決定論に従うシステムの一部であり、理論のうえではいつかそのシステムも完全に解明されるだろう。だが、たとえその日が来ても、責任はあくまで社会のルールのなかに存在する社会的な概念であって、ニューロンでできた脳のなかに存在するのではない。

7章 反社会的な思想とプライバシーの権利

私たちはみな、四六時中人の心を読もうとしている。彼女はぼくのことが好きだろうか？　それとも嫌い？　この男は私の車にどれくらいの値をつける気だろう？　上司は私の仕事ぶりが十分だったと思っているだろうか？　あの男性は左の方へ走って行くだろうか、それとも右？　彼女は8のワンペアしかないのにはったりをかけているのでは？　社会的動物である人間は、目覚めているあいだじゅう他者の意図を理解しようとしている。人の考えや感情を見抜こうとするこの行為については、以前からさかんに研究されてきた。

最近では、研究の対象がさらに広がってきている。ごまかしているやつらがいる。誰だ？　困っている人がいる。どうすればいい？　私は人の気持ちがわかる人間だろうか、それとも薄情だろうか？　こうした問題が近年、新たな注目を集めている。というのも、イタリアのパルマ大学で神経生理学を研究するジャコモ・リゾラッティが、ここ一〇年のあいだにきわめて重要で画期的な研究をいくつか発表したからである。リゾラッティのグループはサルの研究をしていて、今では「ミラーニューロン」として広く知られる特殊なニューロンを発見した。ミラーニューロンは、特定の動作にだけ反応するニューロンであり、その動作を誰が行なうかは関係がない。脳活動を記録されている当のサルが動作をする場合も、ほかのサルがその動作をする場合も、同じように活性化する。たとえば、サルの脳活動を記録しているときにそのサルがブドウに手を伸ばしたとすると、サルの前頭前野でニューロンが活性化する。そのニューロンは、別のサルがブドウに手を伸ばすのを見たときにも、あるいは人間が同じ動作をするのを見たときでさえ、同じように反応する。つまりミラーニューロンは、同じ目的で行なわれる自分の行動と他者の行動の両方を、鏡（ミラー）のように忠実に映し出すのだ。この発見の刺激的なところは、他者（別の種族の動物も含む）がどんな目的を達成しようとしているかを写し取り、理解し、感じるメカニズムが類人猿にさえ存在しているという点である。[1]

この発見を受け、他者の感情を理解するうえで真似や模倣がどんな役割を果たしているかについて、さまざまな仮説や関連する発見が相次いでいる。私たちは、他者の感情を擬似体験するために、感情をつかさどる自分自身の脳システムを、他者の脳ではこうであろうと思われるかたちに働かせている。それによって自分のなかに生まれる感情を通して、他者の感情を理解する。こうして私たちは他者の心やボディランゲージを読み取っているのだ。社会の仕組みをうまく機能させるためには、他者の心を読むことが「絶対に」必要である。

私たちが「心を読む」際には、進化が与えてくれた道具を使う。人間には、相手の表情から感情を読み取る高度な能力が備わっている。相手の感情の状態を自らの心で擬似体験することで、相手の気持ちがわかったと感じることができるのだ。脳にはそのためのメカニズムがいくつも存在する。そして今、生まれながらに備わった道具だけでなく、最新の科学技術によっても人の心が読めるようになってきた。機能的磁気共鳴画像（ｆＭＲＩ）、脳の電気活動の記録、熱感知器といったハイテク手法である。私たちは、互いの心を必死に読み合う段階から、相手の心の状態をたしかに示す物理的な証拠を手に入れる段階へと足を踏み入れつつある。

たとえば、誰かが偏見を隠し持っていないかどうかを調べたいとしよう。誰にだって山ほど偏見はあるが、ふだんはそれを見せないように、あるいは打ち消すように努めている。ところが、新しい技術をもってすれば、イェール大学で学ぶ白人学生の脳を覗き込んで、その感情回路がマーティン・ルーサー・キング・ジュニアのような有名な黒人には反応しないのに、見たことのない黒人の顔には反応するのが確認できる。イェール大学のエリザベス・フェルプスのグループがｆＭＲＩを使った研究を行なったところ、白人のアメリカ人が見知らぬ黒人の顔を見たとき、脳の扁桃体が活性化するのがわかった。扁桃体は、感情、感情の学習、感情の評価にかかわる脳領域である。一方、好感をもたれている著名な黒人、たとえばマイケル・ジョーダン、ウィル・スミス、マーティン・ルーサー・キング・ジュニアなどの顔を見ても、扁桃体は反応しなかった。フェルプスたちはこう結論づけている。「白人の被験者において、黒人の顔を見たときと白人の顔を見たときとで扁桃体と行動の反応の仕方が異なるのは、被験者の属する文化が人種をどう評価しているかの影響を受け、そのうえで個人の経験に基づいてその評価を部分修正した結果である」[2]

注意しなくてはならないのは、こうした画像化技術が本当は何を語っているかだ。たしかに、何らかの脳内プロセスによって、私たちが人種を基準に他者を分類しているかに思える。だが、そのことと、実際に人種差別をすることとは別問題だ。もともとそういう分類能力がなければ、たぶん人種差別も生まれないのだろう。だからといって、私たちがかならず人種差別主義者になるわけではない。人種差別を探知する技術があれば何かの役に立つかもしれないが、弁護士でもありスタンフォード大学の法律学教授であるハンク・グリーリーが指摘するように、「法律が尋ねる問いと、脳神経科学が答える問いが同じとはかぎらない」のである。[3] 人種差別と人種は、まったく異なる概念である。

私たちは本当に出会う人間ひとりひとりの人種情報をコード化して、それに基づいた分類を行なっているのか。[4] また、その分類が人種差別を生んでいるのか。この点を確かめるべく、カリフォルニア大学サンタバーバラ校のロバート・カーズバンのグループは実験を行なった。その結果から判断するに、分類の基準として人種より強力なものがある場合（たとえば着ている服の色など）は、人種に基づいて分類する傾向が弱まるようなのである。彼らは、人種差別というものが「積極的に維持されているあいだしか持続しない概念であって、集団の類似性を確認するための同様のシステムと結びつければ、変化させたり消去したりすることも可能なのではないか」と指摘している。[5] 言い換えれば、人種差別的な思考は、人種の異なる人を見たときに無条件に生じるわけではないのである。

フェルプスが行なったような研究によって、かりに特定の脳活動と人種差別思想とのあいだに結びつきが見つかっても、人種差別的な考えが必然的に人種差別的な行動につながると証明するのは難しいだろう。つながると考えること自体が、偏見に基づく危険な発想である。このように一対一で対応させせようとする姿勢は、最終的には間違いだとわかるはずだ。

たとえば弁護士が、友人の作家にこう言ったとしよう。「少し休みをとって小説でも書きたいよ」。作家はこう答える。「そいつは偶然だね。私もいつか君の事件の裁判をしてみたいと考えていたところなんだ」

このジョークのおかしさは、誰もが自分には話すネタがあると考えていることからきている。それはなぜだろう？　思いあがりからではない。話を作ることこそ、私たちの心がつねに行なっていることだからだ。出来事の意味を解釈し、物語を作り、自分なりの見解を組み立てる。いくつかの事実がありさえすれば、そこから物語を作れる。たとえば、先ほど紹介した研究のデータを見て、こう結論を出すのも可能だろう。「白人の学生は襲われるのが恐いので、見知らぬ黒人の顔を見たら反応せざるをえない。したがって、白人は生まれながらに偏見を抱くようにできている」。さらに一歩進んで、白人は見知らぬ黒人の顔に激しく反応しがちだ、との主張もできる。暗がりから出てきた丸腰の黒人を警官が撃ったとしても、それは警官の責任ではない。結局、黒人に反応したのは偏見を持った脳であって、警官ではないのだから、と。

この種の話が法廷で延々と語られるのを、しかも科学の名のもとに語られるのを、私たちは本当に望むだろうか。私はこういう論法がうまくいくとは思わない。同じデータから別の話を作ることもたやすくできるからだ。たとえば、近所のいやな人間や、映画の悪役や、不愉快な同僚を思い出したからニューロンが反応したのだとも考えられるではないか。脳画像はじつに魅力的なデータを提供してくれるが、議論の余地のない明白な証拠を示してくれるわけではない。おもしろい小説などそう簡単には書けないことを弁護士が肝に命じる必要があるように、脳神経学者は研究室に留まり、法廷の場は弁護士に任せるべきである。そして弁護士は、別の種類の証拠をもとに主張を組み立てればいい。

とはいえ、これからは脳神経学者を法廷から遠ざけておくのが難しくなるだろう。彼らはすでに裁判の場に招かれている。脳神経倫理学者は、脳画像が究極の嘘発見テストになりうるのではないかと危ぶみ始めている。脳神経科学における最新の技術を用いれば、被験者に画像を見せ、それに対する反応に偏った感情が見られるかどうかも調べられるようになってきた。弁護士は、その種の情報を裁判の証拠として使いたいと強く望んでいる。ところが、実態はどうかと言えば、これもまた誇大に宣伝された研究のひとつにすぎない。「そのように思える」ということは示せても、人を有罪にできるほど決定的な証拠とはなりえないのである。この種の技術の厳密性と信頼性が、DNA鑑定はもとより、指紋鑑定とですら肩を並べるようになるとはどうにも考えにくい。

それでも、脳を理由に人を有罪にする時代が近づいているのはまず間違いないだろう。今や、人が特定の信念や、特定の自己イメージや、特定の偏見を抱きやすいかどうかを、脳神経科学によって明らかにすることができる。私たちの感情がそうした反応をしてしまうのは避けられず、しかもそれを探知する技術があるとすれば、私たちの脳のプライバシーはどれだけ守られるのだろうか。

合衆国憲法修正第五条には、被告は自らを有罪にする証拠を与えなくてよいと定められている。ただし、実際にこの条項が適用されるのは、自分に不利となりそうなことを裁判の場で口頭で話す場合だけだ。被告に不利な証拠が本人の体から得られた場合、つまりDNAや指紋(どちらも脳画像より正確である)などについては、それを証拠として用いることが認められている。言語や発話といった知的活動を可能にしているのは脳である。ある種のテストを用いれば、被告が答えようとしない質問を脳に尋ね、被告の過去の経験や今の感情がうかがえる答えを引き出すことができる。これからは、DNAだけでなくそういうデータも必要になるのだろうか。DNA鑑定の結果が裁判で争われてきたように、脳のプライバシーの問題も法廷で争われる日が来るのか。人の心の状態を社会が知る権利と、プライバシーを守る権利が、ぶつかり合うのはどんな場面なのか。

危険なカードは、たぶんここ数年のうちに切られることになるだろう。だが、そのカードは法廷の場で切ってはならないものだ。高い見識を有する人々、たとえば弁護士や作家、精神衛生の専門家の一部までもが、脳神経科学の技術で確実に心を読めると主張するにちがいない。賛同する脳神経科学者はほとんどいるまいが。物理的なテストの結果についての解釈が検察側か弁護側から報告されれば、ある種の脳活動パターンが必然的にひとつの行動につながるかのような印象を与えるだろう。だがそれは、真実とはかけ離れている。

DNA鑑定の結果が出れば、被告が犯罪に関与したか否かは確定したも同然だ。しかし、心の状態を調べる場合はそうはいかない。弁護士は物的証拠を愛し、陪審員もそれを信じる。レーガン大統領の暗殺未遂で逮捕されたジョン・ヒンクリー・ジュニアが無罪になったのは、ハーヴァード大学の精神科医がCTスキャンを指し示しながら、第三脳室の拡大が見られるので彼は統合失調症にかかっていると述べたせいもある。だが、どんな考えであれ——たとえ統合失調症的な考えでも——、考えたら実行に移すことが運命づけられているわけではない。思考と行動のあいだには、数え切れないほどの不確定要素が横たわっている。

脳内嘘発見器への道

人をだましたり、意図的に誤解を与えたりする行為は、心理学の分野では以前から注目を集めていたものの、脳神経科学の研究テーマになったのはごく最近のことだ。一九九六年にV・S・ラマチャンドランが報告した症例によると、右脳に卒中を起こした患者が自分の体の麻痺を認めようとせず（自己欺瞞の一種）、「今は［手足を］動かす気にならない」とか「関節炎だから」などと話した。正常な人の場合、些細な異常や矛盾に遭遇すると、左脳が自己欺瞞の仕事に乗り出して辻褄を合わせている。しかし、異常が大きくなりすぎて一定レベルを超えると、右脳が介入してきて

「パラダイムシフト」を引き起こす。整理すると、否定（とそれに続く辻褄《つじつま》合わせによる欺瞞）は左脳で行なわれ、右脳はどこまでの欺瞞が許されるかを調節している。じつのところ、ある程度の自己欺瞞には利点もある。[6] たとえば、自分は大多数の人々より優れていると考えることで、もっと前向きな世界観を持てるようになるかもしれない。高校生の八〇パーセントは、自分が平均以上のリーダーシップを備えていると考え、大学教授の九四パーセントが、自分は教授全体の上位五〇パーセントに入っていると考えているくらいだ。[7]

では、人をだましているかどうかを脳から読み取ることはできるのだろうか。ペンシルヴェニア大学精神医学部のダニエル・ラングリーベンのグループは、二〇〇一年のアメリカ脳神経科学学会の年次総会で、人が嘘をついているときと本当のことを言っているときとで脳活動が違うのを発見したと報告した。その後ラングリーベンたちは『ニューロイメージ』誌に論文を発表し、発見の内容を詳しく説明している。彼らは、人をだますという状況を模擬的に作るために、被験者に「有罪意識テスト」を受けてもらいながら、その間の脳活動をＭＲＩで記録した。テストの内容は、まず脳スキャンを始める前に、トランプのなかから被験者に一枚カード（たとえばクラブの5）をこっそり抜いてもらい、それを自分のポケットにしまってもらう。ＭＲＩでの撮影を開始したら、実験者が尋ねる質問にすべて「いいえ」で答えるように指示する。質疑応答は次のような流れで行なわれる。

問1　あなたのカードはこれですか？（ハートの2を見せる）
答1　いいえ。（被験者は真実を述べている）
問2　あなたのカードはこれですか？（クラブの5を見せる）
答2　いいえ。（被験者は真実を述べておらず、なおかつ実験者をだましている）
問3　このカードはスペードの10ですか？（スペードの10を見せる）
答3　いいえ。（被験者は真実を述べていないが、実験者をだましてはいない）

ラングリーベンたちは、実験者をだました「答2」のときに脳の五つの領域が激しく活動するのを発見した。その五箇所とも、真実を述べた「答1」のときには目立った活動を見せなかった。五つの領域とは、前帯状皮質、上前頭回、左脳の運動前野、左脳の運動野、そして左脳の前頭頂皮質である。対照質問に答えた「答3」のとき（真実を述べていないがだましてはいない）と、真実を述べた「答1」のときでは、脳活動のレベルはほぼ同じだった。とすると、真実を述べるときの脳活動が正常時の反応と考えられる。したがって、意図的に人をだますには、その正常な反応を抑制する必要がありそうだ。これを裏づける事実も確認されている。右の実験では、前帯状回のなかの抑制機能を持つ領域で顕著な活動が見られたのである。

もうひとつの手法では、脳の反応をもっと直接的に調べて、嘘をついているかどうかを質疑応答に頼らずに見抜くことができる。この方法は「コンピュータ利用知識測定法（ＣＫＡ）」といい、

P３００と呼ばれる脳波の変化によって被験者の「答え」を判断する。P３００は一九六〇年代に発見された。この脳波は、見聞きしたことのあるものや、嗅いだことのある匂いに接すると振幅に変化が現れる。(8) たとえば、見覚えのない帽子の写真と、今朝かぶってきた帽子の写真を見せられたとすると、後者のほうがP３００の反応は強い。この方法を用いれば、特定の犯罪やテロ組織について詳しく知っているかどうかを突き止めることもできる。たとえば、容疑者に事件現場の詳細な画像を見せたとき、P３００反応の様子から見覚えがないらしいと判断されれば、容疑者は事件現場に行ったことがなく、犯罪も犯していない証拠とみなすことができる。同じように、外国人拘束者に対し、アルカイダの訓練キャンプにいた者しかわからない光景の画像を見せ、P３００反応が大きく現れれば、その人物はキャンプをよく知っており、したがってアルカイダとつながりがあると判断できる。

CKAは、一九八〇年代にローレンス・ファーウェル博士によって開発された。ファーウェルはこの手法を「脳指紋法」と名づけ、この技術を販売するための会社も設立している。脳指紋法は、過去二〇年の実験から得たP３００反応のデータをもとに開発されたもので、ファーウェルはこれを新型の「嘘発見器」と位置づけている。これがFBIの目に留まった。一九九三年、ファーウェルはFBIの協力のもと、一一名のFBI捜査官と四名の偽捜査官を見分ける実験を行なう。彼は、FBI捜査官の養成訓練を終えた者だけが知っている画像を見せ、P３００反応を測定することで正しく全員を見分けた。二〇〇一年、FBI特別捜査官のシャロン・スミスとファーウェルは、同様の研究結果を論文にまとめ、審査を経たうえで『ジャーナル・オブ・フォレンシック・サイエンス』誌に発表する。この研究では、とある催し物に六名の被験者が参加したかどうかを判断するため、その行事に登場した物体を使って、被験者がそれを認識できるかをテストした。被験者には、たとえ物体に見覚えがあってもそれを表に出さないようにと指示しておいた。にもかかわらず、五人については統計的信頼性九九・九パーセントで、一人については信頼性九〇パーセントで、その催し物に参加したか否かを見極めることができた。

今ではCIAもこの手法を使っているが、どの程度かはわからない。[9] 一九九八年、ファーウェルは脳指紋法を使ってミズーリ州の警察に証拠を提供し、それが一五年前の婦女暴行殺人犯の起訴につながった。ただし、ファーウェルの判定結果が法廷に提出されることはなかった。[10]

二〇〇〇年、アイオワ州ポタワタミー郡地方裁判所のティモシー・オグレイディ判事は、テリー・ハリントンの再審請求審で脳指紋法を証拠として採用することを認めた。ハリントンは一九七七年の殺人事件で起訴され、州刑務所で終身刑の服役中だったが、一貫して無実を主張していた。[11] 脳指紋法を証拠として認めるか否かを決めるにあたって、オグレイディ判事が拠り所にしたのは「ドーバート基準」である。これは、科学的証拠を採用するときの条件を決めた過去の判例だ。正当性が検証され、同分野の学者たちの審査を経て公表され、科学界で広く受け入れられているものなら、証拠に用いてもよいと定めている。オグレイディ判事は書面で、証拠採用を決めたのはP300データの妥当性を認めたからであって、かならずしもファーウェルの脳指紋法自体を認めたわけではないと明言した。P300データの採用を決めたものの、P300もそのほかの証拠も原審の結果を変えるに足る証明ができなかったとして、判事は結局ハリントンの再審請求を棄却している［その後の二〇〇三年、アイオワ州最高裁判所は殺人の有罪判決を破棄し、ハリントンは釈放された］。結果はどうあれ先例はできた。今後は、法廷で脳指紋法を使わせるための活動がさまざまな方面でさかんになりそうである。

それ以上に可能性が高いのは、脳指紋法の適用範囲を広げるための活動だろう。オレゴン州選出上院議員のロン・ワイデンや、カリフォルニア州選出下院議員のマイケル・ホンダなど何人かの議員は、テロと戦うための捜査に脳指紋法が使えるかどうかを調べるために研究予算をつけるべきだと訴えている。シリコンヴァレーの慈善家で政治活動家でもある億万長者のスティーヴン・カーシュは、脳指紋法と虹彩スキャンを組み合わせれば、「攻撃される前に」テロリストを空港で捕まえることができると主張してきた[12]。適切に選んださまざまな画像を一〇分間見せ、その間にP300反応を測定すれば、その人物がアルカイダのテロリスト訓練を受けたことがあるかないかを判断できると彼は言う。カーシュはかなり踏み込んだ提案もしている。飛行機での旅行を考えている者には、出発の数日から数週間前にこの検査を受けてもらい、その結果と生体認証（虹彩スキャン）を組み合わせて、ひとりひとりについての安全プロフィールを作成してはどうかというのだ。

アメリカ自由人権協会フロリダ支部の事務局長、ハワード・サイモン博士は、カーシュの提案を支持している。現行のやり方よりも、脳指紋法のほうが個人の自由や権利を侵害しないというのがその理由だ[13]。脳指紋法には、人種も年齢も性別も、母国語が何かも関係ない。英語の知識も必要ない。脳指紋法が拠り所にするのは、画像に見覚えがあるかないかに応じて生じる脳活動（P３００脳波）の記録のみである。

脳指紋法の問題点

以上のような主張や、提案されている用途は、先見の明よりも過剰な自信に裏打ちされている。ポリグラフ［血圧、脈拍、呼吸、皮膚電気反応などの生理的変化を測定して同時に記録する器械］を用いた嘘発見テストには科学的な妥当性がないに等しいとわかったように、脳指紋法のようにはるかに複雑な最新のテストであっても、不確実な部分は非常に多い。

安全対策として脳指紋法を使うことへの批判のひとつに、一般市民が見たことのない画像を捜すのはむずかしいというものがある。テレビの影響があるためだ。また、犯罪捜査に利用する場合、個々の事件に合わせてテストを作る必要があり、どういう画像を用いるかによってテスト結果の正確さも左右される。かりにP３００反応が見られたとしても、犯罪とは無関係な記憶や、別のトラウマ的体験の記憶が甦ったためかもしれないし、ほかにもさまざまな要因が検査の邪魔をしかねない。もっと正確な分析が行なえるようになるには何年もかかるだろう。とすると、それまでは誤って黒と判断されてしまう可能性が高いことになる。

脳指紋法が、思想の自由の侵害にあたると懸念する声もある。

脳指紋法を使用すれば、思想を監視される——ことによると思想をデータベース化される——可能性がかつてないほど高まり、私たちのプライバシーと自律がさらに蝕まれるおそれがある。ジョージ・オーウェルの描いたような「思想犯」の概念が、これほど現実味を帯びたことはない[14]。

「認知の自由と倫理センター」のウェブサイトもこう訴える。「［脳指紋法は］最終的には政府による思想管理につながりかねないものを提案している点で、大切な個人の自由を脅かしていると言える[15]」

こうした大胆な主張は、脳指紋法の可能性を説くものであれその脅威を訴えるものであれ、脳神経科学が知っている事実をはるかに超えている。この手法から貴重な情報が得られる可能性は十分にある。だが、それはかならずしも心にかんする情報ではない。そもそも脳波を読む技術であって、心を読むための技術ではないのだ。それに、人の脳波記録から、その人の考えや意図について筋書きを作ったり、仮説を組み立てたりする権利は私たちにはない。脳波をもとに作った筋書きは、せいぜい状況証拠や伝聞証拠としての価値しかないし、脳波をもとに法廷で仮説を組み立てるのは科学の濫用である。脳神経科学は、人の思考が脳波にどう表れるかはもちろん、脳のなかにどう表れるかについてさえまだ確たる証拠をつかんでいない。たとえすべての思考が脳のなかで生まれているとしても、その思考を読むことなど私たちには永久に無理かもしれないのだ。

表情と感情を読み取る技術――コンピュータは心を読めるのか

fMRIで心の状態を読もうとすると、きまって現実的な問題が大きく立ちはだかる。MRIのスキャナーは、部屋いっぱいに場所をとるきわめて高価な装置なのである。脳スキャン技術がもっと安価で携帯可能なものになって、実生活でも使えるようになる日は来るのだろうか。実現は難しいと思うものの、このアイデアが消えることはない。近年、このMRIの問題に直面した研究者が、心を読むための巧みな方法を新たに思いついた。脳神経科学の一分野である計算論的神経科学の中心人物、テリー・セイノフスキーは、コンピュータとビデオカメラを連動させて顔の表情のわずかな変化を捕え、その人物が嘘をついているか否かを判断する方法を研究している。心理学者のポール・エクマンが、人が嘘をついているときの微妙な表情を徹底的に研究しているので、セイノフスキーはエクマンのデータを自分の技術に組み込みたいと考えている。[16]

ほかにも、表情をもとに人の感情を読み取るコンピュータを研究している者はいる。ATM（現金自動預払機）メーカーのエンジニア、デイヴ・シュレーダーは、利用者の気分を察知する新しいATMを開発している。[17] 彼の狙いは、ATMで広告を流して広告料収入を得ることにより、現在は利用者が支払っているATM利用料をなくそうというものだ。しかも、利用者のその日の気分に合った広告を流すのである。ATMに近づいたときに利用者が悲しい気分であれば、抗うつ剤のゾロフトの広告が画面に映る。だが、それを見た利用者が怒ったりいやな顔をしたりすれば、相手がその広告を二度と見たくないと思っていることをATMは知る。

気分を察知するテクノロジーには、ATMの機能向上に留まらず、さまざまな用途が考えられる。気分に合った食べ物を勧めてくれる食料品店。気分に合った番組やコマーシャルを流してくれるテレビ。悲しい？　では『となりのサインフェルド』［一九九〇年代にアメリカで放送されたコメディドラマシリーズ］でたっぷり笑おう。恐い？　では今夜は『スクリーム2』［九〇年代後半に公開されたホラー映画シリーズの第二弾］はやめておこう。車に気分察知装置を搭載して、運転者が腹を立てているときには発車させないようにもできる。運転者のまぶたが垂れていて、ひどく眠そうな顔をしているときも同様だ。また、心理カウンセラーがこの技術を利用すれば、患者の感情を確かめるのに役立つうえ、絶望した患者が自殺の前日に見せると言われる独特の虚ろな表情を見抜けるかもしれない[18]。

私が思うに、表情や感情を認識する技術はまもなく私たちの日常生活に登場してくるだろう。先ほども触れたとおり、ATMメーカーはこの技術の研究に力を入れている。研究の成果が公になれば、ほかの会社や団体も追随するのは間違いない。そのうち私たちには、ひとりひとりの気分に合わせて作られた広告が雨あられと降り注ぐことになる。ここでいくつかの倫理問題が浮かび上がる。まずひとつは、こうした技術がプライバシーの侵害にあたるかどうかだ。現在でもすでに、食料品店、ドラッグストア、衣料品店などは消費者の購買パターンを把握しているが、気分を察知する技術が開発されれば、企業は私たちの感情の状態というデータも収集できるようになる。そうした情報を知らせない権利は私たちにないのだろうか。また、この技術が自分に対して使われることについて、同意の意思表明をどうやってすればいいのだろうか。感情をスキャンしてもいいかとATMが尋ねるべきなのか、それともATMを使えば自動的に同意したとみなされるのか。

こうした状況はどこから始まったのだろうか。それがいい考えだと誰がいったのか。右に述べたアイデアの一割でも実現すれば、さまざまな状況下でどんな感情を示したかというデータが全国のデータバンクに溢れるだろう。あなたの感情にかんする情報がどこかひとつのデータバンクにあれば、ほかのデータバンクにも利用されるにちがいない。人間誰しも、ときには社会のルールに反することを考えるものだ。だが、礼儀をわきまえて、そういう考えを抑えよう（少なくとも隠そう）としている。かりに考えたとしても、そのあとでおかしな行動をとったり目に余る行為に走ったりすることはめったにない。犯罪の嫌疑がかけられている人の気分をATMが記録したら、それがどう使われるかを考えてみるといい。ATMから離れた場所にいるときのその人の本当の心の状態とは何の関係もないかもしれないのに。

新しいハイテク装置で心の状態を把握することは、重大な問題を提起する。私たちの最も深いところにあるアイデンティティが奪われ、市場にさらされようとしている。私たちは本当にそれを望むのだろうか。

プライバシーの侵害を心配するのが遅すぎたのかもしれない。右で紹介した技術の多くはまだ実用化されていないものの、行動や購買パターン、医療記録、あるいは支払方法を追跡するデータベースはすでに存在し、実際に稼動している。たとえば、アマゾンのようなオンライン小売業者は、利用者のパソコンに「クッキー（Cookie）」を保存している。利用者がどんな商品に興味を持っているかを把握して、関心を引きそうにない広告を無駄に表示しないようにするためだ。スーパーマーケットでは、レジで個々の客が好きそうな商品の割引券を発行して、消費を増やさせようとしている。プライバシーの問題など、もうほとんど関心がもたれていないのである。むしろ、自分の決断にかかわることは何ひとつ秘密にできないと考えるほうが実情に即しているだろう。自分の嗜好にかんする情報がマーケティング会社と政府に利用されるのは、どこにいようとまず避けられない。

今後の展望

脳神経科学の分野における新発見や、心を探るための新しい技法の数々が、研究室を出て実世界で利用され始めると、プライバシー、言論の自由、思想の自由という、憲法で保証された権利にかかわる深刻な問題がいくつも持ち上がる。先ほど取り上げた修正第五条の問題は、いちばんわかりやすい例というだけにすぎない。修正第一条は、連邦議会が「言論または出版の自由を制限する法律、ならびに人民が平穏に集会する権利、および苦情の処理を求めて政府に対し請願する権利を侵害する法律を制定してはならない」と定めている。[19]

だが、こうした権利をどれかひとつでも自由に行使するためには、自由に物事を考えられることが必要ではないだろうか。これまで法廷は、修正第一条の定める言論の自由を守ることを支持している。[20] 最近、思想の自由を求める「チャールズ・トーマス・セル対アメリカ合衆国」の裁判が連邦最高裁判所で開かれた〔セルは詐欺罪に問われたが、精神疾患の病歴があったため、下級裁判所はセルに対する向精神薬の投与を命ずる。セルはそれを拒否して上訴。しかしここでも強制投薬の命令が覆らなかったため、最高裁にまで持ち込まれた〕。この裁判が、心のプライバシーをめぐる「ロー対ウェイド裁判」〔一九七三年に連邦最高裁が、女性の中絶を禁止する法律は憲法で保証されたプライバシーの侵害にあたるとの判決を下した裁判〕になることを望む声もあった。セルはこう主張した。「裁判を受ける能力を持たせるだけの目的で国が向精神薬を強制投与するのは、修正第一条、第五条、および第六条に反するという訴えを、控訴裁判所が退けたのは誤りである」[21]。向精神薬の強制投与は、憲法で保証された思想の自由の侵害にあたるだろうか。

二〇〇三年六月一六日、連邦最高裁判所は、より大きな問題の判断は避けたものの六対三でセルの訴えを支持した。法学者のジョージ・アナスは、裁判の経過をまとめた文章を『ニューイングランド・ジャーナル・オブ・メディスン』誌に寄稿し、そのなかでこう記している。「すでに下級裁判所の判事が、セルは自分自身にも他者にも危害を加えないと確認しており、控訴裁判所でも同じ見解であったため、最高裁判所はセルが危険人物ではないとみなした。この前提に基づいて最高裁は、『裁判を受ける能力を持たせるだけの目的で』セルに強制投薬することを是認した控訴裁判所の決定を覆した。特定の薬物がセルに何らかの作用を及ぼす可能性があるのに、そうした状態で行なわれる裁判が公正と言えるのかについては、下級判事も地方裁判所判事も判断を示しておらず、そのことが最高裁の決定に影響を与えた可能性がある。最高裁は次のような考えを示した。『特定の薬物が、被告を鎮静させるのか、弁護士との意思疎通に支障をきたさせるのか、裁判の展開への迅速な反応を妨げるのか、あるいは感情の表現能力を低下させるのかは、裁判を受ける能力を回復するための投薬の是非を判断するうえで重要な問題である。ただし、人物の危険性が主な争点になっている場合は、かならずしも問題とはされない[22]』」

脳神経科学は、心を読むことはおろか、脳の状態さえようやく理解し始めたばかりである。それなのに国はセルの裁判で薬物を使用して、精神疾患とされる人間に特定の精神状態を押しつけようとした。脳の生化学的な環境を操作して、法的能力のある精神状態にするなど、荒唐無稽な妄想にすぎない。向精神薬は病気の「症状」に対処する薬であって、その症状を生み出している構造に働きかけるものではないのだ。強制投薬の問題は、これから脳神経科学者をいやがおうでも巻き込み、議論は何年も続くだろう。とはいえ、こうした問題について議論し始めるのと、その問題について深く理解するのとではまったく問題が別である。特異的に作用する化学物質で脳細胞を操作して、明白な心的状態を引き出せると脳神経科学が断言できるようになるまでには、まだはるかに遠い道のりを行かなくてはならない。

脳の状態と心の状態との関係について現時点でわかっていることから判断して、脳波に基づく嘘発見技術や、薬で特定の心の状態を押しつけようとする行為は、法廷に持ち込ませないようにすべきだと私は考える。なぜなら、「心を読む」をうたい文句にしている技術が本当は心を読んでいるわけではないからだ。そうした技術から得られるのは単なるひとまとまりのデータにすぎず、状況に即して解釈する必要がある。脳神経科学が読むのは脳であって心ではない。心は、全面的に脳によって生み出されるものでありながら、脳とはまったく異なる手に負えない存在なのである。

8章 脳には正確な自伝が書けない

［思い出すこととは］きわめて動的な過去の経験の総体に対するわれわれの姿勢をもとに、再構築もしくは構築される創造的なプロセスである。

……………………サー・フレデリック・バートレット

私たちはじつに多くのことを記憶している。だが、本当の意味で驚くべきはそのことではない。その記憶が間違っているものばかりではないという点だ。人間はデジタルカメラではないので、光景や経験や行動の動機を忠実に写し取って保存しているわけではない。私たちはつねに、状況や時間と一緒に情報を保存している。つまり、すべての記憶には時間と場所を記したタグ（札《ふだ》）が付いているわけだ。だが、時がたつにつれてタグがなくなったり傷ついたりすることがある。そうしたらどうなるか。思い出した記憶は間違っている。

新しい情報を学んで覚えるのも、それを正確に思い出すのも、どうしてこれほど難しいのだろうか。ひとつには、私たちの脳が、現代社会で覚えなければならないようなことを覚えるのに向いていないからである。私のお気に入りの喩え話で説明しよう。私はヴァーモント州シャロンの丘陵地帯に住んでおり、年に一回トラクターで芝刈り機を引いて、膝丈まで生い茂った草を刈っている。草の下には危険がひそんでいる。深い穴がいくつか隠れているのだ。そこにはまったら、トラクターがひっくり返って大怪我をしかねない。だが、八年ほど前に、様子を探りながらはじめて芝を刈ったときに、穴がどこにあるかをひとつ残らず覚えた。八年たった今でも、穴の近くに来るたびに速度を落としてゆっくりと迂回している。何が言いたいかと言えば、脳というものは、実体のある物理的な空間のどこで恐ろしい危険に出くわす可能性があるかといった、生物が生きていくのに必要な情報を覚えるのに適している。もしも最初の年、穴のところに来るたびに誰かに止められて、「今度はこの電話番号を覚えてくれ」と言われていたとしたら、繰り返し復習しないかぎりその情報を覚えておくのは無理だっただろう。人間の脳は、現代特有の知識情報を記憶するのが好きではない。だから間違えるのも無理はないのだ。事実、脳はたくさん間違えている。

本章の冒頭で言葉を引用したサー・フレデリック・バートレットは、おそらく二〇世紀のイギリスで最高の心理学者である。バートレットは、記憶が社会的または文化的な現象であって、出来事の詳細まで寸分たがわず脳に焼きつけられているわけではないと考えた先駆的な研究者である。この見解は多くの支持を得ているが、けっして人間の記憶が欠陥だらけで意味がないと言っているわけではない。近年の研究から考えると、人間は出来事の骨子《こっし》はよく覚えられる反面、細部を覚えるのは苦手なようなのである。

もっとも、頼みの「骨子の記憶」のせいで困った状況に陥る場合もある。誰しも、本当は知りもしない「偽《にせ》の」記憶をいくつも持っている。また、誰かと交流があった、話をした、パーティに行った、と人から言われても、まったく覚えていないという経験がこれまでに何度あっただろう。もっととまどうのは、同じ出来事について、自分とほかの人とで覚えている内容がまったく違っていたときである。普通、私たちは自分の記憶に全幅の信頼を置いている。ありもしなかったことを覚えている場合でもそうだ。ところが、ほとんどの出来事を不完全にしか覚えていなくても、そのせいで悲惨な目に会うことはまずない。八歳の誕生パーティが、本当は雨の日に祖母の家で開かれたのに、晴れた日に自分の家で開かれたと覚えていたところで大きな問題は起きない。

人間の脳は、過去の記憶が間違うようにできている。私たちは、入ってくる情報をことごとく自分に都合よく解釈している。たとえば、ひとつの情報が入ってきても、その一面にしか気づかないことがある。それは、自分で自分をどう見ているか、どこに注意を向けているか、感情の状態がどうかといったさまざまな要因に左右される。あとになって同じような情報が入ってきたとき、今度は別の面に気づくことも少なくない。情報を二度目に受け取ったときのことを思い出そうとすると、最初の記憶と混同してしまう場合がある。すると脳が、一度目と二度目に得た別々の側面を両方とも取り入れて辻褄《つじつま》の合うような物語を組み立て始める。にわかにふたつの出来事が混ざり合って、いわば雑種の記憶ができあがる。悲しいかな、正確な記憶など机上の空論にすぎず、人間の実情には即していないのだ。

出来事についての記憶が混ざり合うのはまだわかりやすいが、それだけではない。私たちは何かの課題に取り組むときに、自分自身にかんする過去の記憶もいわば「オンライン」で融合させている。例をあげて説明しよう。ステレオタイプ（固定観念）に関連して行動がどう変化するかを調べた研究から、ある情報を特定の瞬間に思い出して意識すると、作業の遂行能力が向上することがわかっている。まず、アジア系の女子大学生に数学のテストを受けさせたところ、平均点はなかなか高かった。次に、別のアジア系女子大生のグループに同じテストを受けさせたが、開始直前に、彼女たちが女性であることを思い出させた。すると、平均点は最初のグループより低かった。もうひとつのグループには、開始直前に彼女たちがアジア系であることを思い出させた。すると、平均点は最初のグループより高かったのである。ステレオタイプとはいわば意識的に取り出せる記憶であり、それが呼び覚まされると、型にはまった先入観を誘発する。ステレオタイプは私たちの認知メカニズムに働きかけることで、新しい情報の処理の仕方を変えている。[1]

記憶の種類によっては情報がかなり忠実に保存されているが、大部分はそうではない。ただ、人間の記憶システムが不完全であることは、たぶん私たちの役に立っている。過去をありのままに覚えていたいと願う者がいるだろうか。私たちが娯楽を通じてリラックスしようとするのも、自分でいろいろな薬を飲んでみるのも、結局は記憶を少しおぼろにしたいと思うからである。仕事のあとのマティーニから、海辺でのバケーションや薬物依存まで、どれも曇ったレンズを通して過去を覗こうとする試みと言っていい。

哲学者で認知科学者のダニエル・デネットは、記憶を進化の切り口から捉えてこう書いている。「保存した情報を取り出すことで適応上有利になる生物だけが、記憶から何らかの利益を得る」[2]。この観点から見れば、私たちの記憶は完璧でなくてもいいのである。大きなクロクマと遭遇したときのことを事細かに覚えておく必要はない。そのかわり、その経験の骨子をしっかりと覚えて、次に同じ目に会ったときの対処に生かすことが重要だ。今度クロクマに出くわしたら、刺激しないようにしなければまた怪我をすると、それだけ覚えていられればいい。つまり、経験した出来事のうちとくに重要な情報を保存することが、私たちの記憶が進化した理由なのだろう。だから、物事の大筋はよく覚えているのに、込み入った詳細は忘れてしまう。

脳神経科学が法廷で果たす役割

私たちの覚えている過去が不完全であることがしだいに明らかになるにつれ、人間の脳はテープレコーダーではないという逃れがたい現実が浮き彫りになった。この事実は至るところに波紋を広げる可能性があり、なかでも影響が大きいのは法廷である。目撃者の証言は司法制度を支える柱のひとつだ。ほとんどの人は記憶が巨大な倉庫のようなものだと考えているだろう。なかをくまなく捜して、正確に保存された記憶を見つけ出し、その中身を報告するのだと。さまざまな研究から、記憶がそういう仕組みになっていないとわかってきても、社会制度の多くはいぜんとして古い記憶理論に縛られている。弁護士は目撃者の証言に頼っているし、証言を集める警察も、目撃者が他意なく事実を歪めて語る場合があると知っていながら、そういう事例はあくまで例外だと考えたがる。証言はもともと欠陥のあるものだというスタンスを取らずにいると、近い将来、それが倫理に反する行為とみなされるようになるだろう。

よく思うのだが、消えやすい記憶を持っていることはほとんどの人にとって役に立っている。私たちは一日中いろいろな場面で、数え切れないほどの決断を下している。その都度いちいち、完璧な論理の裏づけと、先立つ決断の効果の証明が必要だとしたら、人間はロボットも同然になって状況の変化に対応できない。ところが、学問に限らずさまざまな分野で、学習と教育が目指すものはまさにそれなのだ。つまり、過去の結論とできるだけ固く結びついた決断を下すことである。新しい考えを組み立てるときに、長く複雑な論理や、導き出した原則を心に留めておくのが難しいのはそのためだ。記憶システムに負担がかかりすぎるのである。ふだんの私たちは、その場かぎりの大まかな理論を編み出して新しい状況に対処している。それがとりあえず今うまくいくのを確認したら、次の問題に向かう。そういう意味では、誰もが実用のみを重んじる道徳家であり、極端なまでに場当たり的だ。行動が完全に行き当たりばったりにならずにすんでいるのは、より正しい行動は何かを決める判断基準が内なる核として存在するからではないだろうか。私たちはつねにその核に呼びかけ、それが最終的な行動方針を左右している。

骨子を理解することと詳細を報告することが、まったく別のプロセスであるのは数々の記憶研究で裏づけられている。その事実を私たちが認めたら、法廷での証言の使われ方は一変するかもしれない。また、記憶がさまざまなやり方で私たちを裏切っている事実が十分に認識されれば、証言を得るための新しい手法が必要になるだろう。

過去の出来事の細部が思い出せなかったり、テスト勉強の内容を忘れたりするより、事実を歪めて覚えていることのほうが被害が大きい場合もある。たとえば、女性が家でレイプされたとする。女性はのちに犯人の顔を克明に描写したため、その男がドナルド・トンプソンだと判明したとしよう。女性は、この男がほぼ一〇〇パーセント間違いなく犯人だと言い切る。ところが、警察が当日のトンプソンの行動を調べてみると、完璧なアリバイを持っていた。ちょうどレイプ事件が起きたときに、テレビのインタビューを受けていたのだ。結局、女性はテレビでトンプソンのインタビューを見ているときに襲われたことがわかる。トンプソンの顔を犯人の顔と取り違えてしまったのである。

これは実際にあった話だ。ほかにも、目撃者の記憶が間違っていたせいで警察や裁判所はずいぶん苦労してきている。オクラホマシティの連邦ビル爆破事件では、犯人のティモシー・マクヴェイにワゴン車を貸したレンタカー店の従業員が、マクヴェイはふたり連れだったと証言したために捜査は攪乱された。警察は膨大な時間と労力を注ぎ込んで「第二の男」を捜したが、結局はその従業員が、マクヴェイがひとりで来る前に別のふたり連れが来ていたのを混同して覚えていたためと結論づける。[3] もっと最近では、二〇〇二年に首都ワシントンで起きた連続狙撃事件で、記憶違いが捜査を難航させた。複数の目撃者が、狙撃犯は白いトラックに乗っていたと証言したのだ。ところが、警察があとで犯人を捕まえてみると、使っていたのははじめから青い乗用車だったとわかる。なぜこんな誤解が起きたかと言うと、まずひとりの目撃者が、犯人の乗った青い車の近くに白いトラックを見て、犯人が白いトラックの「なか」にいたと誤って覚えてしまった。この目撃者の証言を知ったメディアは、犯人が白いトラックに乗っているところを目撃されたと報じる。のちに複数の目撃者が白のトラックと証言したのは、すでに連日メディアで報道されていたために、自分の見たのも青い乗用車ではなく白いトラックだったと思い込んで記憶を歪めたのである。[4]

　ここでもまた記憶の真実が暴かれたと言えるだろう。私たちは物事の要点をつかみ、出来事を分類してラベルを貼り、毎日次々に流れ込んでくる情報のなかから次の課題を見つけて取り組むのが好きだ。人間の脳は詳細を欲しがらないし、詳細に耳を傾けない。細部にはあまり関心がないのである。だが、細かい部分をよく覚えている人はいるではないかと、きっと読者は思っているだろう。たしかにそうだ。記憶にはさまざまな側面があり、それぞれについて個人差はかなり大きい。同じ人であっても、年齢によって記憶力は変わってくる。だからこそ、目撃証言を使うことには問題がある。今後も目撃証言に頼り続けるのであれば――どのみちそうなるだろうが――、警察も裁判所も脳神経科学の力を借りる必要があるだろう。持てるデータをすべて提供させて、目撃者の証言にどれくらいの信頼性があるのかをテストし、同じ年齢、同じ経歴の人々の平均値と比較するのだ。

記憶はどのように働くか（または働かないか）

記憶のエラーは、情報のコード化から情報の取り出しまで、記憶プロセスのどの段階で起きても不思議ではない。エラーが起きて、誤った情報が記憶に付け足される場合もあれば（やらずもがなのことをしてしまう「実行エラー」）、情報が忘れられたり除外されたりする場合もある（やるべきことをやり忘れる「省略エラー」）。

ハーヴァード大学のダニエル・シャクターは、記憶の誤りにかんするきわめて重要な著書のなかで、記憶に起こりうる基本的な実行エラーと省略エラーを解説し、それらを「記憶の七つのエラー」と呼んだ。[5] 七つとは、「消えやすさ」（時間とともに記憶が薄れたり失われたりする）、「不注意」（覚えるときに十分注意を払っていなかった）、「妨害」（「喉元まで出かかって」いるのに思い出せない）、「偽記憶の混入」（先ほどのレイプされた女性の例）、「暗示による影響」（メディアを含む他者の影響によって記憶が歪む）、「書き換え」（偏見によって記憶が編集される）、そして「つきまとい」（思い出したくない記憶が頻繁に甦ってくる）である。

シャクターの分類に従いながら、記憶のエラーが法的な問題にどう影響を与えるかを見ていこう。まずは「消えやすさ」から。記憶のエラーは、情報が欠落しているせいで生じる場合がある。欠落する原因は、時間の経過とともに失われてしまったか、そもそもきちんとコード化されていなかったか、似たような情報によって妨害されているかのいずれかだ。記憶が消えてなくなってしまうことは、記憶にかかわるさまざまな障害のなかでもとりわけ深刻である。新しい記憶がひとたび貯蔵されると、時間の経過とともに少しずつすり減っていき、頻繁に思い出すか、もともときわめてよい状態で保存されていないかぎり、情報は永久に失われる。記憶が消えやすいことにはよい面もあって、頭のなかから不要な情報を取り除いてくれる。一七年前の朝食が何だったかはもちろん、今朝何を食べたかでさえ、覚えておきたいと思う者がいるだろうか？　記憶が消えやすいおかげで、脳は些細な情報でパンクせずに重要な情報だけを残しておける。

心を揺さぶる重大な事件は、記憶に「焼きつけられる」と思っている人がいるかもしれない。しかし、そういう記憶も、程度は小さいもののやはり歪んだり失われたりするのは避けられない。写真に焼きつけたかのような鮮明で長持ちする記憶は「フラッシュバルブ記憶」と呼ばれる。このフラッシュバルブ記憶について調べるため、研究者は次のような質問をしてきた。9・11の同時多発テロのニュースをどこで聞いたか？　ケネディ大統領が暗殺されたのを知ったとき、どこにいたか？　読者は、こうした質問なら細部まで確信を持って答えられると思っているだろう。だが、その記憶は本当に正確だろうか。ある研究で、スペースシャトル「チャレンジャー号」が爆発した翌日、事故のことをどうやって知ったかを被験者に尋ねた。二年半後、同じ被験者に同じ質問をして、正確に思い出せるかどうかをテストした。(6)すると、被験者のほぼ全員が、微に入り細に入り自信を持ってそのときの状況を説明してみせながらも、すべてを正しく記憶していた者はただのひとりもいないとわかる。「記憶が著しく間違っている」者も五割にのぼったという。(7) しかも、記憶の克明さや、記憶の正しさに対する自信の度合いは、実際の記憶の正確さとは何の関係もなかった。

記憶は時間とともに急速に薄れていくので、警察が目撃者の話を聴く場合は、事件後できるだけ早いほうがいい。聴き取りを先延ばしにすればするほど、目撃者が思い出せる情報量は減っていき、記憶も歪みやすくなる。また、よくあることだが、事件のあと何年もたってから裁判になると、目撃者はなおさら昔の記憶をたぐりにくくなっている。

次は「不注意」だ。誰しもうっかりしてしまうときはある。初対面の人の名前をすぐに忘れたり、今どこかに置いたばかりの鍵の場所が思い出せなかったりする。なぜこうしたことが起きるのだろうか。いちばん考えられるのは、情報がコード化されるときにしっかりと注意を払っていなかったからだ。この不注意による物忘れは、雑誌にとっても恰好の話題となっていて、人の名前を覚えるためのコツといった特集記事がいくつも掲載されている。初対面の人の名前を聞いたら心のなかで何度も繰り返す、あるいは人名からすぐに思い浮かぶ言葉と結びつける、などである。たとえば、グレッチェンはグレた感じ、などと覚えるわけだ。ブザー付きのキーチェーンが誕生したのも、この「不注意」が背景にある。

注意を集中していないと記憶は混乱する。日常生活のレベルではいろいろな工夫でどうにか対処できても、犯罪の目撃者になった場合は、間違った事実を記憶してしまうおそれがある。たぶん目撃者は、犯人の顔を覚えたり、特徴を見極めたり、車のナンバーを書き留めたりするよりも、生きてその場を逃れることや警察に電話することのほうに意識が集中しているにちがいない。

三つ目は「妨害」である。喉元まで出かかっているのに出てこないというあの現象だ。日常生活で体験する記憶の悩みのなかでも、これほどもどかしい思いをさせられるものはそうないだろう。知っているはずの言葉や情報が、必要なときにどうしても思い出せない。まるで自分の脳が、情報をコード化しておきながらどこにしまったかを忘れてしまったかのようである。

脳神経科学者にとっても「妨害」は謎の多い現象である。原因は何なのか？　もはや必要でなくなったときに思い出すのはなぜなのか？　いくつかの研究から、単語のなかには妨害されやすい種類のものがあることがわかっている。(8) 人名や地名などの固有名詞は、とりわけ妨害されやすい。神経心理学の実験によると、この現象には脳の特定部位がかかわっている可能性がある。

では、なぜ妨害が起きるのか。一説には、ひとつの言葉（たとえばキュウリ）を思い出そうとして、関連する別の言葉（ズッキーニ）が思い浮かんでしまった場合、その関連語が目的の単語を妨害している可能性があるという。(9)「ズッキーニ」のことを考えるのをやめると、自然と湧き上がってくるように記憶が甦り、ふいに「キュウリ」が心に浮かぶ。ある実験で、被験者にいくつかの単語ペア（赤 - 血、食べ物 - ラディッシュなど）を覚えてもらってから、どれだけ思い出せるかをテストした。すると、ひとつの単語ペア（たとえば赤 - 血）を思い出すことが、その単語の結びつきを強める役割を果たし、結果的に別の単語ペア（たとえば食べ物 - ラディッシュ）を思い出しにくくしているのがわかった[10]。

一見したところ法廷とは無関係の現象に思えるが、さにあらず。警察が当初は犯罪のひとつの側面にばかり注目していて、それにかんする詳しい情報を目撃者に求めたとする。あとになって別の面について知りたいと思っても、最初に詳しく語ってしまったことが別の情報を妨害するために、目撃者はいくつかの情報を思い出せなくなっている可能性が高い。こうした現象が実際に起きることは、研究で確かめられている[11]。

陪審員にとっては、些細な情報が重要である。事件の核心とは関係がなくても、細かい点まで覚えている目撃者のほうが目撃談に信憑性があるとみなされるためである。ところが、そうした詳細情報は、聴き取りの際にある種の戦略を用いれば、思い出させないようにするのも可能なのだ[12]。

次に、四つ目の「偽記憶の混入」を見ていこう。この現象は、これまでの記憶エラーとは違って、本物の記憶に誤った情報が忍び込むために生じる。重要な情報を忘れる「省略エラー」ではなく、実際には起きていないことを思い出してしまうのだ。つまり偽物の記憶である。先ほども紹介したように、レイプされた女性が犯人の顔として覚えていたのが、襲われたときにテレビに映っていた人物の顔だったというのは、「偽記憶の混入」の一例である。

「偽記憶の混入」が起きる原因はいくつもある。カリフォルニア大学アーヴァイン校で心理学と犯罪学の教授を務めるエリザベス・ロフタスは、被験者に何かの出来事を想像するように指示するだけで、のちに被験者がその出来事を本当に起きたものとして記憶する確率が高まるのを発見した。

こういう例の場合、被験者は記憶がどこから来たかを取り違えて、想像から生まれたのではなく実際に起きたこととして記憶している。同じように、空想や作り話だとわかっている情報の場合も、「のちにそれを現実のものとして［被験者が］記憶する妨げにはならない」ことが明らかになっている。[13] それどころか、誤った情報を繰り返し提示するだけで、その情報が真実に間違いないものとして記憶される確率は高くなる。この現象を「架空の真実効果」という。[14]

偽の記憶が紛れ込む仕組みを研究する代表的な手法に、ディーズ・レディガー・マクダーモット法がある。この手法を開発した三人の研究者の名前をとって命名されたもので、それぞれの頭文字を並べてDRM法とも呼ばれる。どういう方法かを理解してもらうため、ためしにこういうテストをやってみてほしい。次の単語リストを誰かに読んで聞かせ、聞いた単語をできるだけたくさん覚えるように指示する。「ベッド、休む、目覚める、疲れた、うたた寝、居眠り、夢、起きる、毛布、仮眠、まどろむ、いびき、昼寝、安らぎ、あくび、眠気、白昼夢」。五分たってから、覚えている単語を紙に書くか、口頭で言ってもらう。

実験台になった人は、覚えた単語のなかに「眠り」または「眠る」を入れていなかっただろうか。こうした単語は「非提示語」と呼ばれ、リストにないにもかかわらず、多くの人がこの言葉を思い出す。しかも、間違いなく聞いたと確信を持って答える人も少なくない。実際にリストに含まれていた単語はどれも「眠り」と密接に関係するため、「眠り」という言葉も被験者の心のなかに呼び覚まされる。その結果、心のなかから湧き上がった（意識的にせよそうでないにせよ）自分の考えを、外から聞いた言葉と取り違えて記憶してしまうのだ。この例からもよくわかるように、人間の脳には、どんな情報を受け取るかを推理し、保存もしないうちから情報を歪めてしまう性質がある。

DRM法に似た手法を使ったさまざまな研究によって、偽の記憶が思い出される頻度にはいくつもの要因が影響しているのがわかった。たとえば、リストに含まれる関連語の数が多ければ多いほど、「非提示語」が誤って想起される確率も高くなる。覚えるときに十分な注意を払っていない場合も、非提示語が思い出される確率は高まる。また、リストを読み上げてから思い出させるまでの間隔を長くすると、記憶の「消えやすさ」も作用して、非提示語が思い出されやすくなる[15]。

「偽記憶の混入」は、アメリカの司法制度が直面している記憶がらみの問題のなかでもたぶん最も深刻なものだろう。目撃証言が間違っていたせいで、どれだけの人がいわれのない告発を受け、また有罪の判決を言い渡されてきたことか。正確な人数は誰にもわからないが、二種類の統計を踏まえるに、相当な数であるのは想像にかたくない。ひとつの統計によると、アメリカでは年間約七万五〇〇〇件の事件が目撃者の証言をもとに判決が下されている。もうひとつの統計によると、被告がいったん有罪判決を受けたあとでDNA鑑定により無罪となった四〇の事例を調べた結果、その九割が、少なくとも部分的には誤った目撃証言に基づいて有罪が宣告されていたことがわかった[16]。

今はもう一九世紀ではない。記憶が私たちをだますのは、よく知られた現象だ。この事実は、刑事裁判の信頼性と、非常に不運な市民の生命にかかわる重大な問題を突きつけている。近年では、「偽記憶の混入」をただの記憶の現象として調べるのではなく、それが目撃証言にどのような影響を与えるかをテーマにした研究も行なわれている。法廷における重要性から、とくに顔の識別に注目する研究者もいる。

目撃者は、本当は犯人らしき人物の顔の一部しか見ていなくても、脳が残りの部分をひとりでに「充填」するか、想像力で補うかして、顔全体のイメージを完成させてしまう。[17]そうすると、見てもいない顔全体の情報を知っていると主張する結果につながることが、数々の研究で確かめられている。[18]ある実験では、一度見た顔を目撃者が最も正確に見分けられるのはどういう条件かを調べた。たとえ変装や障害物で遮られていても、目撃時と同じ状態で顔を見せたほうが識別しやすいのか。それとも、遮られていない顔全体を見せて、目撃者の想像した顔に近づけたほうが見分けやすいのか。答えは明らかだった。いちばん正確に識別できたのは、目撃者が最初に犯人らしき人物を見たとき、つまりその情報がコード化されたときとまったく同じ状態で顔を見せたときだった。だとすれば、警察が行なう「面通し」にもこの結果が生かせるのではないか。マスクをかぶったり、変装をしたりしていても犯人の顔を正しく見分けられるのなら、面通しのために人を並ばせるときは、できるだけ目撃時と同じ変装をさせるのが望ましいだろう。実験の被験者に、目撃時と同じ変装をさせた犯人を識別させたところ、もともと変装していない顔を識別するのと同じくらい正確に見分けることができた。その精度は約八〇パーセントである。

次は「暗示による影響」だ。「暗示による影響」とは、他者から与えられた情報を、自分自身の記憶に組み入れてしまう傾向をいう。暗示を与えるのは友人や家族の場合もあれば、捜査官やメディアの場合もある。暗示は、悪意によるものとはかぎらないにしても、記憶の信憑性に及ぼす影響は大きい。

前述のエリザベス・ロフタスは、記憶に対する暗示の影響について長年研究を重ねてきた。そこからは、いかに暗示の影響力が大きいかが浮き彫りになっている。暗示の影響についてロフタスが最初に行なった一連の研究は、被験者に子供の頃の出来事を思い出してもらうというものだった。ロフタスのグループは、被験者には知らせずに家族に協力を求め、被験者に対して次のような嘘の話をしてもらった。「お前は子供の頃にショッピングセンターで長い時間迷子になって、ようやく年輩の方に助けてもらって私たちと再会できたんだよ」。あたかも本当であるかのように話してもらったところ、被験者の四分の一がその出来事を「思い出した」のである。

同様の実験で、ロフタスは合成写真を作った。子供時代の被験者（本物の写真から取ったもの）が、実際には行ったことのない場所を背景に映っている構図になっている。今度もまた家族から、本当にそういう出来事（たとえば熱気球に乗った）があったと思わせるように被験者に話をしてもらう。被験者は、自分が熱気球に乗った写真を見たあとで、その出来事について覚えていることをすべて説明せよと指示される。こうしたセッションを三回行なったところ、被験者の半数が気球に乗ったときの思い出を語った。なかにはじつに詳しく物語った者もいた。

もっと単純に、誘導質問ひとつで記憶を歪めることもできる。たとえば、あなたと私がダイアナ妃の死亡事故について話をしているとしよう。そこへ私がこう切り出す。「あのときテレビのニュースで、トンネル内の監視カメラの映像を放送したのを見たかい？　ダイアナ妃の乗ったリムジンが、スピードの出しすぎでコントロールを失っていくところ」。さて、あなたはどう答える？　そのニュースを見たかどうか考えてみてほしい。

じつは、トンネル内の監視カメラ映像などテレビで放映されてはいない。だが、同じ質問を大勢の人にしてみれば、何人もの人がそのニュースを覚えていると答えるはずだ。同様の状況を使った研究からは、暗示にかけるような質問をされると、被験者の約五五パーセントがありもしないテレビニュースを見たと答えることがわかっている。[19]

だとすれば、警察が目撃者に話を聞くときに暗示的な質問をして、目撃者がありもしないものを見たと答えるケースも十分に考えられるだろう。刑事が、「強盗はどんな銃を持っていた？」とあなたに尋ねる。すると、あなたが覚えている強盗の記憶に、たちまちリボルバーが植えつけられる。実際の犯人はナイフを持っていたというのに。どういうふうに質問するか、誤解を与える情報を何回提示するか、目撃者は何歳か（子供と高齢者は暗示の影響を受けやすい）――こういった要素はすべて、目撃者が正確に思い出せるかどうかを左右する。しかも、本物の記憶と偽の記憶を区別する手掛かりと見られている情報――目撃内容にどれくらい自信を持っているか、細かい点をどれくらい覚えているかなど――が、記憶の正しさと比例するわけではないのだ。[20]

六番目は「書き換え」である。私たちが意識している感情や意識していない感情、ステレオタイプ、そして偏見は、情報をどうやってコード化するかや、どんな情報を記憶から引き出すかに影響を与える。ダニエル・シャクターは著書『記憶の七つのエラー』〔邦訳は『なぜ、「あれ」が思い出せなくなるのか』(日本経済新聞社)〕の「書き換え」についての章のなかで、記憶の書き換えを五つに分類して解説している。そのうち、興味深い三つ(調和編集、変化編集、利己的編集)についても簡単に触れるが、とくに刑事裁判とのからみで特筆すべきは残りふたつ、後知恵編集とステレオタイプ編集である。

まず「調和編集」とは、現在の信念や感情が、過去に抱いていた信念や感情とほぼ同じ、もしくはまったく同じと考えたがる傾向を指す。たとえば、政治に対する信条が昔どうだったかを振り返ったとき、事実はどうあれ、今の自分に近い考え方をしていたように思い出すのである。とはいえ、自分が大きく変わったと考えるほうが都合がよく、満足度も高い場合がある。それが「変化編集」だ。ダイエットをしたときに、どれだけ体重が減ったか、どれだけ運動したかなどについて、自分の変化を誇張するのが変化編集の例である。「利己的編集」は、自分を重要だと思いたがる傾向を指す。自分の直感や記憶のほうが人より正しいと思い込み、事実はどうあれ、自分のほうが正直だ、誠実だ、成功している、魅力的だ、等々と考えたがる。

この三つ以上に法廷に影響を及ぼしそうなのが、「後知恵編集」と「ステレオタイプ編集」だ。「後知恵編集」とは、要するに出来事や状況にかんする記憶を、その結果がどうだったかに合わせて書き換えることである。たとえば、いい点が取れると期待していた試験がうまくいかなかったとき、準備不足だったとか、「こうなると思っていた」などと振り返る。では、後知恵編集が法廷に入り込むのはどんなときだろうか。何らかの証拠が明らかにされたが、それが法廷では認められない証拠であったため、その情報を無視するようにと判事が陪審員に告げる場合である。被告に不利な情報を耳にすると、たとえそれが認められない証拠であっても、そういう情報を聞かなかった場合より陪審員が有罪判決を下す確率は高くなる。いくら無視しろと指示されても、後知恵編集が起きるせいで、被告に不利な証拠を無視するのが難しくなるようなのだ。[21] 同じように、メディアの影響で被告に対する目撃者の印象が変わり、結果的に陪審員が公平な意見を持ちにくくなる場合もある。

人間の脳は、きわめて能率よく仕事をするようにできている。そのため、入ってくる情報を、今私たちが抱いている世界観と合致するように歪めてしまう。「ステレオタイプ編集」が起きるのは、脳が情報を保存する際に特定のカテゴリーに当てはめようとするときである。このカテゴリーは感情や信念と結びついていることが多く、その結びつきからステレオタイプが生まれる。ステレオタイプにかんするこの理論をはじめて打ち出したのは、アメリカの心理学者、ゴードン・オルポートである。一九五四年の著書『偏見の心理』（培風館）のなかで発表して以来、その説は心理学の世界で広く受け入れられてきた。著書が出てから数十年のあいだに行なわれた研究により、彼の洞察の正しさはついに裏づけられた。たとえば、オルポートはこう予言している。「濃い褐色の肌をした人を見ると、われわれが［アフリカ系アメリカ人］に対して抱くイメージのなかで最も強いものが呼び覚まされる。そのイメージが否定的なものだった場合、われわれは反射的にその人物から遠ざかるか、いちばん簡単に行なえる方法でその人物を拒絶する[22]」。こうしてオルポートが築いた土台をもとに、ステレオタイプが目撃者の記憶に与える影響が研究されてきた。自分自身の偏見を自覚していなくても、偏見によって行動が影響されることはある。ある研究で、白人に多い名前（フランク・スミス、アダム・マッカーシーなど）と、黒人に多い名前（タイロン・ワシントン、ダーネル・ジョーンズなど）の混ざったリストを被験者に見せた。誰ひとり犯罪者ではないのだが、最近ニュースで取り上げられた犯罪者の名前はどれかと尋ねると、黒人に多い名前をあげて、ニュースで聞いたと被験者が「思い出す」確率は、白人の名前よりも一・七倍高かった。[23] ほかの人種と比べて黒人が犯人の濡れ衣を着せられやすいのは、こうしたステレオタイプ編集が起きているためと考えられそうだ。[24]

では、脳の何が偏見を生み出すのだろうか。なぜ私たちは、自分自身や世界についての主観的な知識に合うように情報を解釈するのだろうか。私自身の研究から、このような解釈を行なうのは左脳であることが明らかになっている。私は同僚とともに長年「分離脳」患者の研究をしてきた。てんかんの症状を和らげるために、右脳と左脳をつなぐ脳梁を切断された人たちである。この切断手術は効果が高く、薬だけでは発作を抑えられない患者を治療する方法のひとつとして今でも実施されている。私たちは、左右それぞれの脳半球の働きを調べるため、情報を分離脳患者の片方の脳半球だけに提示するという実験を行なった。つまり、左右どちらかの視野だけに情報を提示する、あるいは体の左右どちらかの側だけに触れる、などをする。こうすると、片方の脳半球だけの働きがよくわかり、左右の脳半球がつねに連絡を取り合っている脳では望めない明確なデータが得られる。

左脳に何ができるのか、また左脳がいかに情報を解釈したがるかを、鮮やかに示す実験がある。まず、雪に覆われた家の写真を分離脳患者の右脳に、ニワトリの足爪の写真を左脳に提示する。このとき、それぞれの脳半球は反対側が何を見ているかがわからない点に注意してほしい。次に、今見た写真に最もふさわしい絵を、左右それぞれの手でひとつずつ選んでほしいと指示をする。すると、患者の右手（おもに左脳によって制御されている）は、左脳が見た足爪にふさわしい雄鶏の絵を、患者の左手（おもに右脳によって制御されている）は、右脳が見た冬景色にふさわしい雪かきシャベルの絵を選んだ。このとき患者は、それぞれの手が違う絵を選んだという現実に直面する。左脳は、言語を処理して発話のための情報を組み立てる役割を担っているが、雪景色を見た覚えがない。そこで、こんな説明を考え出す。「シャベルを選んだのは、鳥小屋の掃除をするためだ」

こうした実験を通じて私は確信するに至った。人間というものは、入ってくる情報をありのままに蓄積しているのではない。自然が私たちの脳を設計したとき、左脳という重要な領域に解釈の役割を担わせた。左脳は、過去の知識と現在の知識を矛盾なく調和させて、周囲の状況をどう理解すればいいかを示すのである。

最後の記憶エラーは「つきまとい」である。これは、裁判のプロセスには響かないものの、犯罪の目撃者や被害者に影響を及ぼす。つきまといとは、忘れたい出来事や考えが脳裏を去らないことをいう。強い衝撃を受けた出来事の記憶ほど、繰り返し頭に浮かびやすい。脳内で感情をつかさどる複数の領域と、ふだん何かの出来事を経験したときに反応する領域が同時に強く活性化するために、その記憶が通常より鮮明に保存され、しかもつきまといやすくなるらしい。[25] 証言のために、事件について繰り返し話すことだけが理由ではないのだ。

記憶のつきまといにかんする現在の知見は、ハーヴァード大学教授のダニエル・ウェグナーの研究に負うところが大きい。今や有名となった実験でウェグナーは、考えを抑えつけるとどんな影響が現れるかを調べた。被験者に、一見何の害もなさそうなもの、たとえばシロクマについて考えないようにと指示をし、シロクマのことを考えてしまったらベルを鳴らしてその回数を記録させた。すると、考えてはいけないと言われたにもかかわらず、被験者はシロクマのことしか考えられなかったのである。そのあとで、今度はシロクマのことを考えてもいいと指示をすると、彼らがシロクマのことを考えてベルを鳴らす回数は対照群より多かった。対照群の被験者は、最初からシロクマのことを考えるように言われていて、考えを抑えつけるステップを踏んでいなかった。

以上のように、脳は誤った記憶を生み出しやすい。では、脳が記憶を貯蔵したり記憶に反応したりするときに、その記憶が本物の場合と偽の場合で何か違いはあるのだろうか。研究者たちはそれを突き止めるべく、膨大な時間と労力を注ぎ込んで研究を行なってきた。被験者の行動レベルで見るかぎり、本物のときも偽物のときも、口頭での説明の仕方、確信の度合い、詳細情報の量などにほとんど差異は見られない。ただし、本物の記憶のほうが、感覚情報や前後関係にかんする情報が多いと指摘した研究がひとつある。[26] 偽の記憶がなぜこれほどの確信を持って思い出されるのかについては、本物の記憶のときに活性化する脳領域の多くが偽物のときにも活性化するからだとの説もある。[27]

また、いくつかの研究から、情報のコード化と取り出しを行なう際に、本物と偽物とでは活性化する脳領域が微妙に違うことも明らかになっている。fMRIを用いた二〇〇〇年の実験では、被験者が正しく情報を引き出したとき、たとえば一度提示された単語を正しく思い出せたときには、前頭前野の前側がとくに強く活性化しているのがわかった。[28] 別の実験では、被験者が単語を聞いたり写真を見たりしているあいだ、その脳の電気的活動の長さと強さを測定した。その結果、のちに間違って記憶される単語をコード化しているときは、視覚や視覚的イメージを処理する後頭部の脳領域の信号が強くなることが示された。この研究は、先ほども触れたように、心のなかの想像から偽の記憶が作られる場合があることを裏づけている。

これらの研究は、脳の活動と記憶の信憑性を関連づけようとする先駆け的な存在であり、この研究分野はしだいに発展しつつある。右のような方法で目撃者の記憶の正確さが判断できるかどうかは、まだ裏づけとなるデータが不十分で何とも言えない。だが、今後一〇年のうちには状況が変わってくる可能性がある。研究室のモデルを現実の世界に移すことができ、しかもその信頼性が高いとわかれば、刑事裁判制度にとってはぜひ加えたい手続きとなるだろう。

今できる改善策

記憶の仕組みについて今わかっている事実を踏まえると、いろいろな技術を利用すれば、目撃者が事件の記憶をより正確に思い出せるように手助けすることもできるし、インタビュー手法を改善してできるだけ正確な記憶を引き出すこともできる。まず目撃者は、覚えている内容をできるだけ早い時点ですべて書き出しておくことが重要だ。二〇〇二年のワシントン連続狙撃事件のときは、「警察が市民に対して、『次の狙撃』を目撃した者は見たことをすぐに書き留めるように、紙がなければ手のひらでもいいから、と呼びかけた(29)」。これは科学の観点から見ても有益な助言と言える。情報が脳内で適切にコード化されなければ、記憶の引き出しようがない。そもそも記憶がないからである。とはいえ、よい被害者やよい目撃者になる「勉強」など誰だってしたくはない。では、どうやって目撃者を事前に「訓練」すればいいのだろう。もしかしたら、この方面が進歩した最大の理由は、今や大勢の人が『ロー・アンド・オーダー』［ニューヨークを舞台に事件発生から裁判までをスピーディに描くアメリカの人気ドラマシリーズ］を見たり法廷小説を読んだりして、細かい点に注意することの大切さを知っているからではないか。車のナンバーを見よう、あるいは服装を覚えておこうという気持ちが、心の片隅で働いているのかもしれない。

法廷弁護士は、記憶が不完全で信憑性に欠けることも、さまざまな要因に影響されやすいことも、実践を通して十分に理解している。しかし、それが自分の裁判に役立つ可能性もある。ポリグラフの場合と同じだ。ポリグラフが信頼できないことは広く知られ、また事実として認められているのに、検察側と弁護側の双方で今もごく普通に使われている——脅しの手段として。ひとりの公選弁護士が一〇〇人のクライアントを抱えているとしたら、全部ではないにしろその大多数が実際に罪を犯している。弁護士の仕事は、司法取引をしてできるだけ処分を軽くすることだ。弁護士は裁判がどう進むかを熟知しているし、たとえクライアントの多くが無実を訴えても結局は罪が暴かれて厳しい判決が下るのもわかっている。だから、彼らを嘘発見器にかけると脅すのである。そうすればクライアントは白状し、弁護士はよりよい条件で取引をまとめられる。同じように、ばかげた情報であっても、明らかにいんちきな手法や信憑性のない証言であっても、使いようによっては役に立つため、法廷外での駆け引きの一部としていまだに重宝されている。裁判前にも裁判中にも役に立つという単純な事実が、目撃証言が長年用いられている理由のひとつとなっている。たとえ、突つけばぼろが出る証言であっても。

今後の展望

しかしながら、現在集まりつつある証拠から考えて、目撃証言が当てにならないという事実は、すでにそれを知っている脳神経科学者だけでなく、一般市民にも広まらざるをえなくなるだろう。もはや、文書による裏づけがないかぎり、証言を鵜呑《うの》みにできないと考える時代が近づいているのかもしれない。脳神経科学の研究によって、記憶システムの不確かさが明るみに出れば出るほど、裁判法の根幹に重大な疑問が投げ掛けられるだろうし、またそうあってしかるべきである。研究で得られた証拠を踏まえると、記憶という不正確で影響されやすいものに対して、アメリカの刑事裁判制度がこれほど信頼を置いているのはじつに恐ろしいとしかいいようがない。たしかに、もっと適切なインタビュー技法を用いれば、犯罪時の目撃情報の内容と信頼性を改善できるだろう。だが、どれだけ信頼性があっても、記憶が裁判で双方の側から悪用されかねないのは事実だ。証言は誰に操作されてもおかしくない。記憶とはもともと不完全なシステムなのである。記憶の解明がさらに進むまでは、記憶が正確だという考え方から距離をおくことが、唯一、合理的で倫理にかなった態度と言えるだろう。

記憶が不完全であることは、私たち個人にとってどんな意味を持つのだろうか。自分の自己感にどんな影響を及ぼしているのだろうか。私たちは人生におけるさまざまな出来事の記憶を、そのときの自己感に合うように日々新たに記憶し直している。ダニエル・デネットの言葉を借りるなら、「記憶の根本的な存在意義は、有益な情報を蓄えて、その情報を［そのときの自分に］役立てられる状況になったときに役に立つかたちで取り出すことである(30)」。つまり、私たちの自己感はたえず変化しており、自分についてそのとき何を感じ何を信じているかを如実に反映したものとなる。数日前、数週間前、数年前に感じていた自分を表してはいない。だが、たぶんそれは健全なことなのだ。私たちは年をとるにつれて賢くなるのだから、あまり賢くなかった昔は忘れるか、今に役立つ情報だけを思い出すのが適切なのである。記憶は、過去を思い出すための仕組みというより、未来に向けて私たちを準備させる手段と言える。私の人生最良の思い出のなかにも、偽の記憶は混じっている。

ダニエル・シャクターは、記憶がさまざまなかたちで私たちを裏切っていることを鮮やかに示した。過去の出来事にはタグが付いていて、もともとどういう状況でその出来事が起きたかが記されている。だが、そのタグはなくなることがある。あるいは、私たちが過去の出来事を思い出すときに、まったく別のタグを付けてしまうこともある。情報が新たなタグとともに再コード化されれば、事実からはさらに遠ざかっていく。一〇月になるとヴァーモント州の木々の葉がかならず散るように、記憶もまた、その色合いと意味を見事なまでに変えるのが常なのだ。それを止めることはできない。

日に一〇回、週に一〇〇〇回、年に五〇万回、私たちは何かを考えるたびにそのプロセスを実行している。休むことなく静かに、だが確実に、私たちが何者で自分をどう思っているかは変化していく。この点を実感する簡単なテストを紹介しよう。あなたは引越しをすることになった。できるだけ物の置いていない部屋にこもって、新しい家に何を持っていきたいかを書き出してリストを作ってほしい。これがあなたが意識的に思い出すときのやり方であり、リストには今あなたが人生でいちばん大事だと思っているものが記されている。きっと、リストはありがたいほど短いはずだ。次に、今住んでいる家のなかを歩き回って、新居に持っていきたいものを目にしたらメモしていってほしい。きっと紙に書き切れなくなって、先ほどのリストと比べたら引越しの費用も一〇〇〇倍に跳ね上がっただろう。過去の記憶は永久に消えてなくなるわけではない。思い出すたび、今も変わらずあなたに影響を及ぼしている。ただ、現在のあなたの意識的な生活のなかで大きな役割を果たしていないだけだ。かりに過去の出来事をじっくり考えてみようと思っても、その過去は痛ましいまでに歪められている。

本章で取り上げたいくつもの記憶エラーには、ひとつの共通点がある。私たちが自分なりの見解を組み立てるときにも、自分や他者についての認識を形作るときにも、材料になるのは今ある記憶であり、その記憶が信頼できるか否かは関係がないということだ。記憶が間違っているとしたら、自分の個人的な信念が危うい基盤の上に成り立っていることになる。それを思うと不安になるかもしれない。だが、さらに不安を掻き立てるような質問をしよう――それで何か不都合があるだろうか。結局のところ、私たちの自己感も世界観もたえず新しく作り直されているのだ。

The Ethical Brain

第4部

道徳的な信念と人類共通の倫理

9章 信じたがる脳

大統領生命倫理評議会が設立された目的は、医療に応用可能な生物学上の新しい発見が倫理的にどのような意味を持つかを検討することだった。私たちはすぐに、現代の社会的な関心事である重要な問題に取り掛かった。クローン研究とES細胞研究である。そのため、否応なく胚の問題に直面することとなった。胚というテーマは、ほとんど誰と話をしても議論を巻き起こす問題であり、非宗教的、宗教的、功利主義的な強い信念がぶつかり合う結果につながる。評議会のメンバーは、おおかたの想像に反して科学者ばかりではない。医学や生物学の教育を受けた者もかなりいるが、大半は違う。それに、科学教育を受けている人でも、純粋に功利主義的な見方や非宗教的な視点には反発するケースが少なくないのだ。言うなれば評議会は社会の縮図である。自然界の価値を非宗教的に捉える複雑な信念の持ち主から、功利主義的に物事を考える人、強い宗教心に根差した信念を抱く人まで、多種多様な考え方の人々が集まっている。

人間は、信念を作り、信念を抱く生き物である。この事実がどんな場面よりも如実に現れるのは、自分が当然と考えていたことが明白な科学データによって疑問を投げ掛けられたときだろう。宗教心の厚い人が、自分の信仰が正しいとの思いを捨てたくなくて、さまざまな事実が生物学的な視点から分析されるのに抵抗する。そんな筋書きは容易に思い浮かぶはずだ。たしかにそういう例は多いのだが、この筋書きは肝心な点を見落としている。たとえ科学者であっても、自分の見解の誤りをほのめかす新しいデータを突きつけられたとき、そう簡単に考えを改められないものなのだ。誰もが自分の信念にしがみつこうとする。しかもどうやら、女性よりも男性のほうが自説を頑なに手放さない傾向があるらしい(1)。

「信念を抱く」あるいは「信念体系を持つ」という言葉を使うときに、私が何を意味しているかをできるだけはっきりさせておきたい。何らかの信念を抱くに至るには、いくつもの道筋がある。宗教心の強い人の場合、宗教に入信したときから、生きる指針となるルールや決まりごとはその宗教によって明確に定められ、与えられる。科学者の場合、科学者の仲間入りをした瞬間から、科学に基づく規則や決まりごとを自らの信念の一部として支持することが求められる。功利主義者の場合は、人生の難題について社会が下した決断が自分の信念となる。これは信念の本質にかんする私の持論だが、全体的に見て人間という生き物は、何かの出来事が起きるとそれに対して無意識のうちに反応するようにできていて、その反応を脳の専用システムが解釈している。その解釈のなかから、どういう規則に従って生きるべきかの信念が生まれる。その規則には、道徳的な性質を持つものもあるし、実利的なものもあるだろう。

信念が形作られる速度は、遅い場合も速い場合もある。私たちがいかに何に対しても信念を作り出し、それにしがみつくかは、いくつもの研究で示されてきた。たとえば、コンピュータで数字をランダムに選んでもらうタイプのロトくじを一ドル出して買った人は、買った直後に、一ドルより高く買うからそのくじを売ってくれと頼まれても二の足を踏む。二ドル——投資額の二倍——払うと言われても、くじを手放さない。二〇ドルまでいかなければ承諾しないケースが多いという。なぜだろう？　昔からの信念であれ今できた信念であれ、どうして私たちはそれにしがみつこうとするのか。科学者と伝道者を比べた研究によると、新しいデータを突きつけられたとき、自分の考えをなかなか改められないのは科学者のほうだとの興味深い研究結果もある。(2)

人間は電光石火のスピードで信念を生み出すことができる。ほとんど反射的に、と言ってもいい。今では、信念を生み出すのは左脳だとわかっている。左脳は、世界から受け取った情報に何らかの物語を付与する仕事をしている。信念の強さは、いろいろなやり方で操作できる。たとえば、別の信念と対立させることで確固たる信念へと導くこともできるし、裏づけを与えて信念を強めたり、信念を繰り返し植えつけたりすることもできる。信念に感情のタグを付けることもできれば、別の見解と対立させて信念を弱めることもできる。信念の大部分は、それが形成されるときに通用していた知識に基づく解釈にすぎない。なぜか心から離れないというだけなのだ。その事実を知れば、今私たちのまわりにあるさまざまな信仰や政治信念を、どうしてまじめに取り合えるだろう。伝統的な宗教や政治体制から生まれた倫理や道徳の体系では、善悪の観念にかんして共通点が多い。だがそれは、生物としてのヒトの心のなかに、人生の難題に対する基本的な反応の仕方を定めた核が存在しており、それに従って反応したあとでその反応に道徳性があると判断しているからかもしれない。倫理学者のロナルド・M・グリーンの言う、善悪を判断するための「奥深くにある機構」は、人類共通の価値観を作るだけでなく、私たちに宗教という文化体系を生み出す必要性を感じさせているのではないだろうか。

共通の道徳を生み出す原動力とは何か、それがどういう仕組みで働くかについては、次章で取り上げようと思う。その前にまず、どのように信念が形作られるかを理解することが重要だ。少なくとも私はどう考えているかを、本章で説明していきたい。

脳が信念を作り出す仕組み――左脳の解釈装置

脳は一様な構造物ではない。いくつかのモジュールに分かれていて、それぞれのモジュールが神経回路を使って別々の計算を行なっている。個々の神経回路は、おおむね独立した活動を営むことができる。たとえば、視覚神経回路は視覚刺激に反応するほか、視覚的イメージを思い浮かべるとき、つまり心の目で何かを見ているときにも活動する。運動回路は動きを生み出すだけでなく、動きを想像しているときにも活動する。脳はこうしていろいろな機能をモジュール単位で実行しているのに、私たちには一〇〇万個の小さなロボットがばらばらの仕事をこなしているようには感じられない。あくまでひとつのまとまりある自己であり、統一がとれていると思える行動を、意図と理由をもって行なっているように感じる。どうしてそんなことが可能なのだろうか。

私が三〇年前から調べているある現象は、重篤なてんかんの症状を和らげるために脳梁を切断された分離脳の患者を研究しているときに最初に明らかになった。同僚も私も、私たちをまとまりのある存在に感じさせているものが何かを突き止めようとしていたわけではない。だが、私たちはその答えを見つけたように思った。事の起こりは、こう考えたことにある。もし脳がモジュールに分かれているのなら、脳のどこかの部分が、すべての回路のふるまいを監視して個々の活動の解釈を試み、統一のとれたものとして自己を感じられるようにしているにちがいない、と。その役割を担う脳領域の最有力候補が「左脳の解釈装置」である。前章でも説明したとおり、左脳は奇妙な情報を受け取っても辻褄を合わせようとする。それだけでなく、ある左脳内の特殊な領域は、時々刻々と流れ込んでくる情報の意味を解釈して、それを自己イメージと自らの信念にかんする現在進行形の物語のなかに組み込んでいく。私が左脳のこの領域を「解釈装置」と呼ぶのは、その領域が、心のなかや外界のさまざまな事象の理由を求め、実際に経験した事実を膨らませることで、人生の出来事の意味を理解しようとしている、つまり解釈しようとしているからである(3)。

分離脳患者を対象にした実験からは、左脳の解釈装置が筋書きや信念をたちどころに生み出せることがよくわかる。たとえば、患者の右脳だけに「歩け」という単語を提示すると、患者は立ち上がって歩き出す。なぜそうしたのかと尋ねると、患者の左脳(言語が貯蔵されている場所だが「歩け」の文字は見ていない〉はたちまち理由を捻り出した。「コーラでも買いに行こうと思ったんです」

左脳の働きをさらに鮮やかに示す事例が、脳神経疾患の研究からも得られている。卒中で半身が麻痺した患者に、「半側身体失認」と呼ばれる症状が現れる場合がある。半側身体失認の患者は、自分の左腕を自分のものだと認識することができない。体の一体感や、体の位置や動きを管理する右脳の頭頂葉が、卒中で損傷したためだ。左脳の解釈装置は、「左腕は体に付いているのに動いていない」という視覚野からの情報と、「左腕が損傷しているとの情報は入ってこない」という事実の辻褄を合わせなければならない。左脳の解釈装置にしても、左腕の神経の損傷を認識できさえすれば、脳に問題が生じたために左腕が麻痺したのだと理解できる。しかしこの場合、損傷を受けた脳領域が、ちょうど左腕が認識できないことを知らせる役割を持つ場所だったため、左脳の解釈装置に信号を送ることができない。そこで解釈装置は、「左腕が動いていないのが見える」という事実と「それが損傷しているとは判断できない」というふたつの事実を矛盾なく取り込める信念を作る必要に迫られる。だから患者に、腕はどうしたのか、なぜ動かせないのかと尋ねると、「その腕は私のじゃない」とか「動かしたくないだけなんだ」といった返事が返ってくる。解釈装置が受け取った情報をもとにすれば、それが理にかなった結論なのである。

左脳の解釈装置は、信念を生み出すのがうまいだけではない。それが何であれ固執する性質も持っている。脳損傷のせいで「重複記憶錯誤」という症状が現れた患者は、人や場所のそっくり同じコピーが存在すると信じている。簡単に言えば、別の時間に起きたことを思い出して現在と重ねてしまうのだ。損傷した脳が、無傷の解釈装置に誤った信号を送る結果、患者は表面上はばかげているがじつに見事な筋書きを作り出して、自分が正しいと思い込んでいる事実を固守しようとする。ある重複記憶錯誤の女性は、今自分が治療を受けているニューヨークの病院が、本当はメイン州にある自宅だと信じていた。医師が、廊下にエレベーターがあるのにどうしてここが自宅なのか、と尋ねると、女性はこう答えた。「先生、あのエレベーターを入れるのに私がどれだけ払ったかご存知?」[4] 解釈装置は、受け取った情報をまとめ上げて意味をなすようにするためなら、どんな筋書きでも作ってみせる。たとえとんでもない飛躍が必要だとしても。もちろん、患者自身はそれを「とんでもない飛躍」だとは思っていない。彼らにすれば、周囲の世界から提示される明白な事実である。

大統領生命倫理評議会のメンバーに、ポール・マクヒュー博士という素晴らしい男がいる。別のところでも書いたことがあるが、いつか私が精神病院に連れて行かれたら、主治医はポールに務めてほしいと思っている。彼は頭脳明晰で、とても愉快で、素晴らしく思いやりのある人間だ。ありとあらゆる難しい病気を抱えた患者の治療にあたっている。クローン技術で胚をつくり、その胚を用いてES細胞研究を進めれば、彼の患者はそこから恩恵を得られるかもしれない。だが、ポールはカトリック教徒でもある。教会が人々に説いている内容を素直に受け入れるなら、医療目的のクローン作りもES細胞研究も支持することはできない。

しかし、実際に患者と接する医師がたいていそうであるように、ポールもまた、治療できる可能性があるのにその道を閉ざすことには抵抗を覚えている。難しい二者択一を迫られたポール。そこで彼の解釈装置が、この状況を打開すべく仕事を始めたと私は見ている。一方では医療目的のクローン作りを支持しながら、もう一方では胚を使う研究は倫理的に認められないという個人的な信条を持つ。では、どうするか。最近ポールは『ニューイングランド・ジャーナル・オブ・メディスン』誌に寄せた文章で、医療目的のクローン胚は胚ではないとの見解を述べた。卵子と精子が結合した「ザイゴート（接合子）」ではなく、「クローノート」と呼ぶべきだと主張したのである。(5) あらためて確認しておくと、クローン胚とは、卵母細胞から核を除き、別の個体または同じ個体の体細胞から取った核をそこに移植したものである。そのまま成長させれば、移植された核を卵母細胞が育んで一人前の生物が誕生する。クローン羊のドリーはこうやって生まれたし、ヒトのクローン胚を女性の子宮に戻せば、理論上クローン人間も生まれる。

従来の倫理学者は、この手法で作られた存在と自然に生まれた胚とのあいだに何ら違いを認めていなかった。違わないというのがクローン作りの狙いであるし、違わないからこそ多くの人が倫理上の板ばさみに苦しむ。だが、ポール・マクヒューは両者を区別した。クローン技術で作られた存在は、卵子と精子の結合でできたのではなく、成熟した体細胞から取った完全なDNAによって始動させられたものなのだから、胚とは別の何か、まさに「クローノート」なのである。こう捉えることでマクヒューは、自然に生まれた胚をいじくり回すことについての倫理上の懸念から解放され、医療目的でのクローン研究を許可していいと考えられるようになった。ジレンマを見事に解決したわけである。左脳の解釈装置が、どうやって私たちを苦境から救ってくれるかがこの事例からよくわかるだろう。解釈装置が生み出した新しい考えを、私たちは信じるようになる。私たちの誰もが、自分なりの「クローノート話」をいくつも持っているのだ。

自分の自己イメージや知識、あるいは考え方の枠組みと一致しない情報を突きつけられたとき、左脳の解釈装置はひとつの信念を作り上げることによって、入ってくるすべての情報が意味をなすように、また現在進行形の自己感と齟齬をきたさないようにする。解釈装置は、パターンや順序や因果関係を捜す。解釈装置の作用が何よりも強く及ぶのは、信仰という文化現象だ。私の著書『社会的脳』(青土社)のなかでも説明したが、解釈装置は自分が受け取る情報をもとに仕事をする。嵐が多くて天候の気まぐれなメソポタミア地方では複雑な宗教が生まれ、天候の予測がつきやすいエジプトでは、もっと直線的で単純明快な信仰が生まれた。このふたつの際立った対比を見れば、環境の果たす役割がいかに大きいかがわかる。環境から受け取る情報が、世界の本質についてどんな理論を組み立てるかにも影響するのは言うまでもない。宗教というものは、かりに人類共通の道徳の核から生まれたものだとしても、結局は文化を取り巻く現実をもとにした解釈にほかならない。私たちはそう考え始めたほうがいいのではないだろうか。

宗教の正体

宗教の信仰は非常に長い歴史を持っている。人類は、地球上を歩き回るようになって以来、ずっと現世と死後の生にかんして何かを信じてきた。インカ、エジプト、ギリシアなど、古今東西の大文明にはかならず強固な信仰体系があって、たいていはひとりないし複数の神を崇拝の対象としている。かつて学者たちはこういう説を唱えていた。「合理的な視点から世界の理解が進めば、宗教という、人間の文化に残る最後の忌々しき非合理的な領域の影響は、必然的に低下するはずである[6]」。ところが、科学と理性が支配する現代にあっても、宗教は死に絶えるどころではない。平均すると一日に二～三の宗教運動が新たに生まれていて、全世界では現在約一万の宗教が存在する（『世界キリスト教百科事典』（教文館）による[7]）。アメリカのテレビで宗教的なシンボルや霊性が取り上げられる回数は、一九九三年と比べて四倍に増えた[8]。

いったい何が起きているのだろうか。宗教の思想が説明体系であって、個人が感じている状態をうまく説明するために社会集団が作り出した物語にほかならないと、教養ある人々のほとんどが気づいている時代だというのに。善悪の選択を迫られる状況に対しては、どんな人間も予想どおりの感じ方、予想どおりの反応の仕方を見せる傾向にある。ハーヴァード大学のマーク・ハウザーが行なっているじつに興味深い研究からは、この見方を裏づけるデータが得られている。ハウザーはインターネット上にウェブサイトを作り、道徳的判断を要する「道徳観念テスト」を実施している。いくつかの設問では、人の命がかかわる二者択一を迫られる場面設定がなされ、その状況で特定の行為を選択することが道徳的に認められるかどうかを回答者が考えて答える形式になっている。ひとつ設問の例をあげよう[9]。

オスカーは日課の散歩に出かけ、いつものように線路のそばを歩いていた。そのとき、近づいて来る列車が制御不能の状態なのに気づく。すぐにオスカーは事態を飲み込んだ。列車の運転手は５人の人が線路を横切っているのを見てブレーキを踏んだのだが、ブレーキがきかず、運転手は失神してしまったのだ。列車は猛スピードで５人に向かっている。あまりのスピードに、５人には線路から逃げる時間がない。さいわいオスカーの横には線路の切り替えレバーがあって、レバーを倒せば、列車を一時的に側線に入れることができる。側線に入ると重い物体が線路をふさいでいるので、これに列車がぶつかれば、速度が落ちて５人には逃げる時間が生まれる。あいにく側線の上には、重い物体の手前でひとりの人が列車に背を向けて立っている。オスカーがレバーを倒せば、５人の命が助かるかわりに、ひとりの命が奪われる。レバーを倒さなければみすみす５人を死なせることになる。

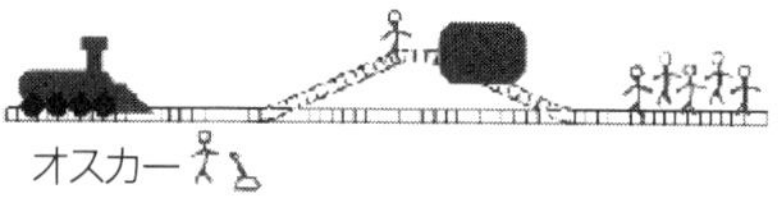

オスカーがレバーを倒すことは、

道徳的に見て許されるだろうか？

はい　　　いいえ

さまざまな国のあらゆる年代の人々がこのテストを受けてきた。驚くべきことに、回答者の答えはほぼ同じである。違うのは、自分の答えをどう「解釈」するかで、そこには問題に対する各自の考え方や感じ方が反映される。答えを選んだ理由を適切に説明した回答者は全体の三割しかいなかった。適切な説明かそうでないかは、この設問のジレンマを作っている事実（レバーを倒せばひとりが死に、倒さなければ五人が死ぬ）をきちんと踏まえているか否かで判断した。

以上のことはすべて、宗教上の信念が社会の影響を強く受けていることをうかがわせる。宗教は、もともとは人類共通の本能的な反応から生まれたのかもしれないが、やがて人々を支える社会制度のひとつに発展し、誰もが感じる個人的な反応の意味を説明するための理屈づけの体系となった。民族によって歴史的背景は異なり、人生のいろいろな問題に向き合う姿勢も異なる。そのため、道徳的な判断は同じでも、それがなぜかの理由づけは違ってくるのが常だ。

『アトランティック・マンスリー』誌のジャーナリスト、トビー・レスターは、宗教がどのように発達するのか、何が人々を宗教に引き寄せるのか、発展する宗教とそうでない宗教では何が違うのかを長年研究してきた。宗教運動は、ダーウィンの法則に似た「超自然選択」ともいうべき原理に従うと彼は書いている。長い年月を経ても生き残っている宗教運動を見ると、健康を増進し、安心感を高め、配偶者選びを促進するものが多い。キリスト教社会では、「たとえば仲間の世話をすることを重視している。その結果、病気に襲われてもほかの共同体より生き延びる確率が高くなる」[10]。モルモン教徒は「社会福祉事業にたいへん力を入れていて、それらはすべて共同体の絆を強める役割を果たし」、信者に安心感を与えている。モルモン教は「誕生から一世紀半しかたっていないのに、すでに世界宗教への仲間入りを果たそうとしている。今や数百万人の信者を擁し、文化や政治にさまざまな影響を及ぼしているのだ……(11)」

「超自然選択」説を裏づける事実がもうひとつある。アフリカの新興宗教のうち、これまで成功を収めているものの多くは、「生き延びるのに必要なあらゆる側面において人々を助けている。すなわち、社会的側面、精神的側面、経済的側面、[そして]配偶者捜しの側面だ」。レスターはこう結論づけている。「宗教体験の根源は、不可思議で、不合理で、きわめて個人的なものかもしれない。しかし、宗教自体はそうではない。宗教は、心のなかの現象というより社会のなかの現象であり、激しい弾圧を受けないかぎり、守るべき集団行動のルールに従って活動が展開されていく」

レスターと同じ考えなのが、進化生物学者のデイヴィッド・スローン・ウィルソンだ。ウィルソンは素晴らしい著書『ダーウィンの大聖堂――進化、宗教、社会の本質（*Darwin's Cathedral : Evolution, Religion, and the Nature of Society*）』のなかでこう述べている。「宗教のように手の込んだもの、つまり多大な時間とエネルギーと思考を要するものは、世俗的な有用性がなければ存在しえない。宗教の主要な存在目的は、人がひとりでは成し遂げられないことを共同で達成することにある。宗教集団を適応的な集団として機能させるメカニズムには信仰と実践が含まれ、それが集団の外にいる大勢の人々にその宗教を謎めいたものに見せている(12)」

リヨンにあるフランス国立科学研究センターのパスカル・ボワイエの見解によると、宗教的概念

（「霊魂」や「神」など）が受け入れられて「文化として成功した」のは、「道徳性、集団のアイデンティティ、儀式、および感情」に関連した社会的相互作用を可能にする私たちの生得の認知能力が、そうした宗教的概念と矛盾しなかったからである。[13] 言い換えれば、私たちの認知的・社会的枠組みと無理なく調和する宗教的概念であればあるほど、生き残る可能性が高くなる。たとえば「霊魂」という概念は、最も重要で根本的な「人」というカテゴリーを呼び覚ます。たとえその概念が、人とは何かについての一般的な期待――生身の体でできているなど――には反するとしても、霊魂に人としての特性が備わっていると考えることに無理はないだろう。出来事の知覚や記憶ができて心を持っている霊魂も想像できるし、ほかの人間らしい特徴を霊魂に付与することもできる。このように、「霊魂」の概念が成功するかどうかは、それに最も近い存在論的なカテゴリー、つまり「人」というカテゴリーに、その概念をうまく当てはめられるかどうかで決まる。キリスト教における「三位一体」の概念（父なる神、子なる神、聖霊なる神）が二〇〇〇年ものあいだ生き長らえてきたのも、そこに理由があるのではないか。三位一体と考えたほうが、「神」という概念を「人」という存在論的なカテゴリーに当てはめやすいのである。

側頭葉てんかんと信仰

神経心理学の成果からもわかるように、私たちが好むと好まざるとにかかわらず、特定の心の状態を生み出すのにとくに大きく関与する脳領域が存在する。たとえば言語の処理は右脳より左脳で、また後頭部より前頭部で行なわれる。信念体系の場合も、関与の大きい脳領域がある。私たちは人生の本質について物語を作ろうとする性質を持っていて、その物語を生み出すのが左脳の解釈装置だ。

左脳の解釈装置を理解するうえで分離脳患者が手掛かりになったように、別の脳神経疾患や異常からも心の働きに光が投じられてきた。なかでも、側頭葉てんかんと呼ばれる疾患の患者は、物質としての脳と、そこから生まれる「心」がどのように相互作用しているかを教えてくれる。アメリカでは約一〇〇万人の側頭葉てんかん患者がおり、診断が未確定の患者がさらに一〇〇万人はいるとの見方もある。(14)

側頭葉てんかんは、てんかんの一種でありながら、一般の人が思い浮かべるような発作は起こさない。患者は意識を失わず、ほかのてんかん発作に見られる筋肉の痙攣も現れないのが普通だ。それどころか、発作の最中でも患者がとりたてておかしくは見えない場合もある。側頭葉てんかんの発作が起きると、患者は聴覚、視覚、嗅覚、あるいは触覚に異常を覚える。さらには、しばらくのあいだ話せない、茫然自失の状態になる、口をぺちゃぺちゃしたり衣服をまさぐったりするような無意味な動作を反復する、などの症状が現れる場合もある。(15)

側頭葉てんかんの患者についてとくに注目されるのは、発作が起きていないときでもいくつかの共通する特徴を示す点である。この特徴は側頭葉の損傷が原因と見られ、その損傷が発作の原因にもなっている可能性が高い。ボストンにあるベスイスラエル病院の脳神経科医だった故ノーマン・ゲシュヴィントは、のちに「ゲシュヴィント症候群」と呼ばれる症状を記述した。[16] ゲシュヴィント症候群は五つの明確な特徴を示す。㈠過剰書字（大量の文章を書かずにいられない）、㈡過剰な宗教性（極端なまでに宗教心が強く、道徳への関心が高く、「たびたび改宗する場合もある」）、㈢攻撃性（たいていは一時的なもので、暴力に発展することは少ない）、㈣粘着性（自分からは会話を終えられないなど、他者への依存度が高い）、そして㈤性的関心の変化（非常に強まるか非常に弱まるかの両極端になる）である。

ゲシュヴィント症候群を伴う側頭葉てんかん患者のなかには、非常に有名な人物が何人かいるうえ、この疾患にかかっていたことが疑われる著名人も大勢いる。ヴィンセント・ヴァン・ゴッホは側頭葉てんかんと診断され、ゲシュヴィント症候群の症状をすべて示していた。まず、便箋五枚以上にも及ぶ手紙を弟に宛てて日に二、三回は書いた。おびただしい数の絵を描いたことも、過剰書字と関係があるかもしれない。その証拠に、側頭葉てんかんが悪化してから作品数が増えている。[17] ゴッホは若い頃にプロテスタントの伝道師になった。ぼろを身にまとい、食事を拒むことで自らを罰した。ときおり、「復活したキリスト」のような神秘的な幻覚を見たこともある。[18] また、しばしば怒りを爆発させ、一度などは友人のポール・ゴーギャンを追いかけて殺そうとする事件につながっている。怒りの発作が収まると、ゴッホは自分の耳を切り落とした。友人を殺せと命じる声から逃れたかったからである。ゴッホが弟のテオに精神的に依存していたのは言うまでもない。テオが婚約したときに送った手紙には、自分が見捨てられた気がして、自分がかわいそうで、喜ぶ気になれないと書かれている。少しのあいだ共同生活を送ったゴーギャンにも依存しきっていた。ゴーギャンが出て行くと告げたとき、ゴッホは行かないでくれと懇願している。さらには、「性行為への関心」がおおむね「欠如」していた。[19]

側頭葉てんかんだったと見られる著名人には、フョードル・M・ドストエフスキーもいる。ドストエフスキーの才気溢れる長大な作品には、てんかんの特徴がいくつも見て取れる。ルイス・キャロルもそうだ。『不思議の国のアリス』は、キャロルが発作時に経験した幻覚の影響を受けているという意見があるし、伝記作家たちはキャロルの宗教心の強さと性的関心の欠如に注目してきた。ほかにも、フィリップ・K・ディック、ギュスターヴ・フローベール、ジョナサン・スウィフト、ソクラテス、ピュタゴラス、アイザック・ニュートン、アレキサンダー大王、ピョートル大帝、ユリウス・カエサルは、いずれもてんかん患者だったとの説があり、その作品や思想がてんかんの影響を受けた可能性があると言われている。

側頭葉てんかんとそれに伴うゲシュヴィント症候群には、信仰とのからみで非常に興味深い側面がある。患者が発作時にしばしば宗教体験をすることと、発作と発作のあいだの時期に非常に信心深くなることだ。発作によって宗教体験を引き起こすことができ、その発作は脳組織の異常興奮にすぎないとしたら、正常に機能している脳においても、宗教性に器質的な原因があるのかもしれない。いや、むしろその可能性が高いと言っていい。もちろん、信仰に物質的な基盤があったとしても、信仰心のある人が発作を経験しているというわけではない。

側頭葉てんかんと宗教体験を関連づける証拠は、歴史家からも得られている。賛否両論あるものの、何人かの宗教指導者が側頭葉てんかんを持っていた（少なくともときおり側頭葉にてんかん発作が起きた）かもしれないのだ。側頭葉てんかんの発作が起きると、幻視と幻聴の両方を経験する場合がある。それがたとえば、強い光や、具体的な特徴を備えた人の姿となって現れてもおかしくない。医学史家は、聖書に登場するサウルの身に起きたのがてんかん発作ではなかったかと考えている。サウルはダマスコ（現在のダマスカス）に向かう途中で強い光を見て地面に倒れ、イエスがこう呼びかけるのを聞いた。「サウル、サウル、なぜ、わたしを迫害するのか」。この事件のあとサウルは回心してキリスト教に帰依し、名前をパウロと改めて伝道者となり、キリストの教えを広めた。パウロはマラリアにかかったことがあると伝えられているので、そのせいで高熱が出て脳が損傷していた可能性がある。パウロは光を見たあと一時的に目が見えなくなるが、これもまた、稀ではあるがてんかん発作の後遺症のひとつであることが知られている。パウロは自分が病気なのを自覚していて、コリントの信徒に宛てた手紙のなかでその病気に対する考え方をこう説明している。「キリストの力がわたしの内に宿るように、むしろ大いに喜んで自分の弱さを誇りましょう。それゆえ、わたしは弱さ……そして行き詰まりの状態にあっても、キリストのために満足しています」[20]

キリスト教以外の宗教でも、てんかん発作を経験したと見られる著名な宗教家はいる。そのひとりが、イスラム教創始者のムハンマドだ。ムハンマドが神の啓示を受けるときにしばしば経験した幻視や幻聴や感情は、てんかん発作に伴うものとよく似ていた。しかも、ムハンマドは「脳のまわりの液体が多すぎる状態で生まれ……子供の頃にはひきつけを起こした」と言われる。このひきつけが、てんかんの発作だったのかもしれない。ほかにも、伝記からてんかん発作の形跡が読み取れる人物に、モーセ、ブッダ、ジャンヌ・ダルク、聖チェチーリア、聖マルグリート、聖ミチャエル、聖カタリナ、聖テレサがいる。

偉大な宗教家がてんかん発作での経験に影響されていたとしたら、そこから生まれた信仰の真実味がなくなると考える者もいなくはない。だが、そうは思わない人たちにとって、彼らが得た啓示は「ドストエフスキーの小説やゴッホの絵画に劣らず真実を表している」のである。道徳的秩序についての信念を生み、結果的に宗教体験をもたらすような本能的な反応には、器質的な基盤があることが研究によってたしかに示されている。しかしそれは、霊的な存在である神が、死すべき運命の人間とやり取りするのにほかに方法がないからだとの見方も成り立つ。

ゲシュヴィント自身は、側頭葉てんかんの研究が心の働きについて理解を深めるうえで重要だと認識していた。彼はこう書いている。「側頭葉てんかんによる性格の変化は」患者のみならず患者以外についても「行動を導く感情の力にどのような神経的基盤があるかを解明するうえで、私たちが持つ最も重要な手掛かりである」。一部の人々が、指導者となって新たな宗教体系を確立するほどの意欲を掻き立てられるのは、てんかん発作の経験が強烈だったからかもしれない。

脳神経科学からも、脳と宗教体験とのつながりをさらに際立たせる成果が得られている。「神経神学」と呼ばれる新しい分野の研究論文を分析したところ、信仰心と宗教体験に大きな役割を果たす脳領域が三箇所あるのがわかった。前頭葉は、人が何かに注意を向けるうえで重要な領域である。脳画像を用いた研究からは、仏教の僧侶が瞑想しているときや[21]フランシスコ会の修道女が祈りを捧げているときに[22]、前頭葉が活動していることが示されている。ドイツの脳神経科学者、ニーナ・アツァリのグループによる実験でも、信仰心の厚さを自認する被験者が宗教関連の文章を読み上げているときに、前頭葉の活動が確認された。[23]

側頭葉は、強烈な宗教体験を知覚しているときや[24]、幻聴が聞こえているときに[25]活動する。「神の声を聞く」ときに活性化するのもこの領域だとの説がある。[26]宗教体験に伴う感情的な側面も、側頭葉（とくに側頭葉中央部）で生み出されている可能性が高い。カナダにあるローレンシアン大学のマイケル・パーシンガーは、弱い磁場を発生させるヘルメットを被験者にかぶせて、側頭葉に活発な活動を引き起こすことができると主張している。この装置で側頭葉を刺激したところ、被験者はまるで側頭葉てんかん発作のように明確な宗教体験をした。[27]パーシンガーの推測によれば、「左側頭葉は私たちの自己感を維持」していて、「その領域が刺激されているのに右側が不活発なままの場合、左［脳］はこの状態を、何者かの気配がある、自分が自分の体から抜け出している、神の存在が感じられる、などと解釈する」という。じつに興味深い見解であり、「左脳の解釈装置説」ともなじむ。また、最近『ネイチャー』誌に掲載された論文には、右角回と呼ばれる脳領域を電気刺激したところ、確実に体外離脱を引き起こすことができたと報告されている。この現象が発見されたのは、てんかんの原因部位を突き止めるために患者の脳にいくつか電極を挿入して刺激を与えているときだった[28]。右角回は、体性感覚と平衡感覚の情報を統合する重要な役割を果たしている可能性がある。空間内における自分の体を知覚するうえで、この統合はなくてはならないものだ。電気刺激やてんかん、あるいは正常な脳でも見られる脳組織の過剰興奮によって、この脳領域の機能が乱されると、体外離脱体験が起きるのかもしれない。

今後の展望

人間は信念を形成する装置である。私たちはすばやく強固な信念を作り上げ、それを深めていく。その信念がどうやって生まれたかや、それが往々にして奇妙であることについては見抜く目がたちまち曇り、人生を導いてくれる重要なものだと思い込む。そして、その信念に恩義を感じ、相反する情報を突きつけられてもしがみつく。これは私たちの脳の仕業らしい。

しかし、こうしたプロセスの解明が進み、現代知識の影響が脳の合理的な部分に徐々に染み込むにつれ、私たちの上にのしかかる倫理体系の一部が、数百年から数千年もかけて進化してきた信念体系から生まれたという事実に気がつけるようになった。世界の大宗教が誕生した時代には、自然界の本質について宗教に対抗しうるデータがなかった。現在の世界の倫理体系は、このようにして導き出されたものがほとんどである。だが、今では大勢の人々が、現代の知見に基づいて自らの倫理観を築いており、世界の本質についての実証済みの知識をもとに人生を方向づける決断を下している。

科学を知っている人間ならば、人々が信仰の名のもとに生き、あるいは死のうとしていることが、夕方のニュースで語られるのをとても聞いてはいられないだろう。だが、別の切り口から考えると、人間がそうした行動をとるのは当然と言えば当然なのである。私たちは難しい善悪の判断を迫られると、きわめて似通った反応を示す。その反応は、もしかしたら人類共通の脳内ネットワーク、具体的には脳内の報酬系によって突き動かされているのではないか。社会集団のなかで生きる人々は、自分の感情をうまく説明してくれる制度を編み出し、その感情を社会構造の一部として組み入れている。

脳神経科学や歴史学から得られたデータをはじめ、私たちの過去を照らしてくれるさまざまな情報をもとに考える人々と、標準とされている教えをそのまま受け入れて人生の指針とする人々。両者のあいだに漂う張り詰めた空気は本物であり、深刻でもある。しかし、私たちが思っているほどの軋轢《あつれき》を生む問題ではないのかもしれない。どうやらすべての人間は、道徳にかかわる脳内ネットワークと脳内システムが同じらしく、同じような問題には同じような反応を示す。だとすれば、違うのは私たちの行動ではなく、なぜそういう行動をとったかを説明する理屈の部分にすぎない。人間の対立はすべてこの理屈の違いから生じていると理解すれば、異なる信仰体系のもとに生きる人どうしが共存していくうえで大いに役立つのではないだろうか。

10章 人類共通の倫理に向けて

つねに進歩を続ける人間の知識は、地球上のひとりひとりが真実として受け入れている事柄のなかにいやがおうでも入り込んでくる。ハーヴァードスクエア〔ハーヴァード大学前の広場〕からスリランカの僻村まで、遺伝子とは何か、脳とは何か、インターネットとは何か、よい暮らしとは何かを人々は知っている。現代の知識が教えてくれる世界の姿は、昔から信じられてきたこととは相容れない部分もあるものの、裕福な文化や民主主義国はこうした知識すべての恩恵を受けてきた。表面上はそのように見える。だが、物質的な利益の陰には、心の面におけるもうひとつの現実がある。現代の知識は、数十億の人々が信じているいろいろな宗教の教えと真っ向うから衝突するのが避けられない。俗な言い方をすれば、サンタクロースがいないことをまだ誰も子供に教えていないのである。

ヒトは大型の動物であり、わずか五〇〇〇世代前には一万人ほどが世界をさまよっているにすぎなかった。私たちの遺伝子はこの一万人から枝分かれしたもので、九九・九パーセントは共通している。一万人の時代以後、人間は休みなく文化を作り出し、つまずきながら前進してきた。現代生活の根本にあるこの事実を理解しない者は、生命の本質や世界の歴史についての信念が深く染みついていて捨てられないか、たんに物事を知らないかのどちらかだ。このきわめて厄介な現実が、現代における市民のあり方と、価値観の共有という考え方に影を落としている。

広く受け入れられている教え――人類史を彩る知の巨人の思想――は驚くべきものであり、魅力と知性に溢れている。だが、科学や歴史にかんする最新の知識から判断すれば、そうした思想もたいていは初歩的な推測に基づいているのがわかるだろう。アリストテレス、ソクラテス、ヒューム、ロック、デカルト、トマス・アクィナス、ダーウィン、ホッブズ。いずれも人間の本性を説明する理論を提起し、それは今日にも影響を及ぼしている。彼らの生命観は、当時入手できた情報をもとに世界がどうあるはずかを示した見事なモデルであり、明晰な思考の産物と言える。人間の歴史が始まって以来、いくつもの宗教運動が道徳律をつくり、人間であることの意味について、というよりそもそも存在することの意味について、さまざまな解釈や物語を組み立ててきた。そのどれもが、私たちの過去を豊かに彩っている。しかし、冷厳な事実を述べるなら、比喩と含蓄に富むこうした魅力的な考え方は、哲学的なものにしろ宗教的なものにしろあくまで物語であって、事実の裏づけがどの程度あるかが違うだけにすぎない。このことを自明の理として信じられなくても、受け入れられなくても、現代の非宗教系の大学では公然と、もしくは暗黙裡に、そう教えていると認識しておいたほうがいい。

このこと以上に私が興味を持っているのは、新しいデータによって人間の歴史や自然への見方を変えるだけの歴史的裏づけや科学的根拠が与えられても、人間の本性なるものが存在するかどうかについてさえいまだに人々の意見が一致しない点だ。先頃、進化心理学者のスティーヴン・ピンカーが大統領生命倫理評議会でこう発言している。「二〇世紀のかなりの期間において、欧米の学問の世界では人間の本性が存在することを否定する風潮が広まっていた。代表的な言葉を三つだけ引用したい。スペインの哲学者、ホセ・オルテガ・イ・ガセットの『人間に本性などない』。アメリカの人類学者で著名な知識人のアシュリー・モンタギューは『人間には本能がない』。進化生物学者のスティーヴン・ジェイ・グールドは『人間の脳はありとあらゆる行動を生み出すことができ、特定の行動に傾きやすい性質を持つことはない』と述べている」

だが、人間に本性と呼ぶべき何かが存在するのを私たちは知っている。さまざまな場面において、決まった性質と特定の発現を示す本性が。心の性質にも、生まれながらに備わった不変のものがあること、人間はほかの動物にない技能と能力を持っていること、そうしたすべてが人間という状態を作り上げていることも私たちは知っている。善きにつけ悪しきにつけ、私たちはヒトという生物を形作ってきた進化プロセスの産物だ。人間は大きな動物である。人間の起源について、それ以外の説明をする物語があるとしても、それはただそれだけのことにすぎない。私たちを慰め、上機嫌にさせ、奮起さえ促す物語であろうと、所詮は物語に変わりないのである。

こういったことを聞くと、私たちはとまどい、ひとつの課題に気づく。このとまどいはたしかに途方もなく大きい。現在広く受け入れられている考え方や道徳体系のほとんどが、推測から生まれたとみなすことになるからである。たとえ、さまざまな時代における最高の知性の持ち主が、人生の出来事に反応して導き出した現実の本質についての論理に基づいているとしても、だ。この事実に気づき、これを信じる者にとって、現代人がなすべき課題はひとつ。高度に進化した人間の本性と文化が、人間の根本にある共通の倫理の恩恵を受けているかどうかを見極めることである。人類共通の倫理とは、困難な状況に直面したときに私たちが示す善悪の判断であり、人間がもともと持っている特性のひとつである。つまり、重要なポイントは、人間という生物に生得の道徳感が備わっているのか、もし備わっているなら、私たちはその存在を認めてなおかつそれに従うことができるのか、である。人を殺してはいけないのは、人を殺してはいけないからであって、神やアッラーやブッダがそう言ったからではないのだ。

人間の道徳感を考える

人間には生まれながらに道徳感が備わっていて、基本的な能力のひとつとして善悪の判断ができるという見解は、最近までは根拠もないまま主張されるか、人間行動の分析に基づいて論じられることが多く、生物学的な実証に基づく議論は少なかった。とくに、皆無とは言わないまでも議論でほとんど触れられてこなかったのが、難しい善悪の判断を迫られる状況で脳がどう働くかの情報が利用できなかった点である。現代の社会学者には、人間行動を理解しようにも限界がある。ジェイムズ・Q・ウィルソンは、この分野の決定版ともいうべき著書『道徳感（*The Moral Sense*）』（一九九三年）のなかで社会学の研究を分析し、こう認めている。「真実というものがあるなら、それは細部のなかにある。……私は『価値観』の存在を証明する『事実』を見つけようとしているのではない。人間の道徳行動と道徳感がいかにして生まれたのかを、進化、発達、および文化の視点から明らかにしたいと考えている。しかし、それを突き止める過程で、私たちは普遍的な特性に遭遇するのではないかと思うのだ。その普遍的特性を明るみに出すことで、人間の本性にかんして共通するものは何か、個人の意志で左右できないものは何か、感情を掻き立てずにおかないものは何かを、今以上に理解できるようになると思う[1]」。ウィルソンは、ハーヴァード大学を経て現在はカリフォルニア大学ロサンゼルス校で研究する著名な政治学者である。彼はこう述べている。「道徳性は科学的手法になじまないと、どれだけ批判があろうとも、科学的発見は道徳性の存在と力を裏づける重要な証拠を提供してくれる[2]」。ウィルソンは、人間に生得の道徳感が備わっているという自説を主張するため、哲学史のみならず、進化論、人類学、犯罪学、心理学、社会学など驚くほど幅広い分野を網羅している。そのうえで、知識人が何と言おうとも、人間は行動の指針となる普遍的な善悪の本能を持っていると結論づけた。本能と言うだけあって無意識的に働いているために、その存在が見逃されがちなのだとウィルソンは指摘する。「人類普遍の特性が存在するか否かをめぐる論争では、規則や、明白に規定された慣習を見つけようとするものが多かった。だが、人間に共通して備わっている可能性が高いのは、衝動ではないだろうか。当たり前すぎて、規則のかたちで規定する必要のほとんどない衝動である……」(3)。そうした衝動のなかでもとりわけ強く、すべての社会に共通しているのが、殺人と近親相姦は正しくないこと、子供は見捨てずに世話をすること、嘘をついたり約束を破ったりしてはいけないこと、家族を裏切らないことである。

ウィルソンは、道徳性が社会によってのみ形作られるとする見方をしりぞけた。つまり、外的な要因のせいで特定の行動をとらざるをえないように仕向けられているわけではないと考えたのである。「契約が成り立つためには、それが国家を作るための契約であれ、経営や交易のための契約であれ、まず最初に契約に従う意欲がなければならない。デュルケーム［フランスの社会学者］の言葉を借りるなら、契約の非契約的要素が必要なのである」

ウィルソンには先見の明があったかもしれない。善悪にかかわる判断が脳活動で説明できると思わせる研究が、このところ次々と発表されている。通常は感情の情報を処理する脳領域が、ある特定の道徳的判断を下すときにだけ活動するのもわかった。善悪の判断とはどういう性質のものか、またその判断が一致したり違ったりするのはなぜかについて、数世紀にわたり激しい議論が続けられてきたが、その問題が今、現代の脳画像技術で速やかに疑いようもなく解決されようとしている。最新の研究からすると、人が道徳的信念に従って行動しようとするのは、善悪の判断が求められる問題を検討しているときにその人の感情にかかわる脳領域が活性化したからと見られる。一方、同等の判断が求められる問題に直面しても行動しないと判断するのは、感情の領域が活性化しないからだ。これは、人間の知識の驚くべき進歩である。脳の自動的な反応を見れば、どのような道徳的判断が下されるかを予測できる可能性が開けたのだ。

道徳思考をスキャンする

道徳思考を評価するために、まず科学者は異なる道徳論における心の動きを分析してきた。言い換えれば、どんな行動をとるべきかを決めるのに、どのような決定や判断が必要なのかを調べてきたのである。こういった方法で慎重に道徳思考を評価することが、難しいのは間違いない。どういう決定がどういう脳反応を引き起こすかを研究室で確かめるのはなおさら難しいだろう。だが、まさにそれを調べている賢い研究者たちがいる。

進化心理学者は、道徳的な判断をする能力が人間の生存に役立っていると指摘する。社会における特定の行動規範を認識して、それを自分と他者に当てはめることができれば、生き長らえて繁栄するうえで有利になるというわけだ。米空軍士官学校の若き哲学者、ウィリアム・D・ケイスビアはこう書いている。「人間は社会的動物である。自分たちを取り巻く社会環境のなかで繁栄したいと思うなら、自分が何をすべきかを的確に判断するすべを身につけなければならない[4]」。だとすれば問題は、その判断能力が進化によって脳に組み込まれた生得のものかどうかである。

こうした問題にこそ、人間の脳の、そして人間という状態の、特異性があるように思う。人間の脳の最も重要な機能は判断を下すことであり、それはかなり以前の研究から認識されていた。脳は決断する装置なのである。人間が意識している問題のなかでも、社会にかんする問題ほど多くの判断を要するものはない。私たちは一日を通して、社会集団における自分の立ち位置と状況について時々刻々と判断を下している。人間の大脳皮質がこれほど大きくなって、能力が大幅に拡大したのも、集団で生きるがゆえのプロセス、たとえば自分と他者を比べずにはいられない欲求などを処理するためかもしれない。この種の判断が、人類に共通した道徳の羅針盤のようなものに影響されている可能性はあるだろうか。新たに誕生した社会神経科学は、こういったテーマに取り組む研究分野であるため、非常に興味深く、また多くを明らかにしてくれそうな期待を抱かせる。

道徳的な判断をしているときに、どの脳中枢が活動するかを実験で確認したいと思うなら、まず道徳的な判断そのものを調べる必要がある。道徳哲学が何種類もあることを思うと、これは容易ではない。とはいえ、とりあえず三つの主要な西洋哲学から始めるのがよさそうだ。その三つとは、功利主義、義務論、徳倫理であり、それぞれジョン・スチュアート・ミル、イマヌエル・カント、アリストテレスが唱えた。功利主義は、最大多数の最大幸福を生み出す行為が正しいと考える。つまり、最終的な結果に注目するわけだ。義務論は、行為の結果で善悪を判断するのではなく、動機の善し悪しを重視する。理想的な結果を得るよりも、他人の権利を侵害しないことのほうが重要なのである。徳倫理は、徳を修めて悪を避けることを求める。(5)

前述のケイスビアは、この三つの道徳論の特徴をまとめたうえでこう結論を下している。「だとすれば、少しふざけた言い方になるが、三つの考え方はそれぞれ異なる脳領域を重視しているとみなせそうだ。カントは前頭葉。ミルは、前頭前野と、大脳辺縁系と、感覚野。アリストテレスはすべてを適切に連携させながら働かせる」。この言葉は問題の核心をつかんでいる。脳のなかには善悪を判断する中枢があるのだろうか？　もちろん、話はそれほど単純ではないだろうが、人が何らかの道徳的判断を下すときに、複雑に張りめぐらされた分散型の神経回路が活動していることは十分に考えられる。その様子を、最新の脳画像技術で捕えられないだろうか。

善悪の認知にかんする研究では、おもに三つのテーマを扱う。道徳的感情、心の理論、抽象的な道徳思考である。ひとつ目の道徳的感情は行為の動機となるもので、おもに脳幹と大脳辺縁系によって生み出されている。この脳領域は、性欲や飲食欲などの基本的欲求をつかさどる場所だ。ふたつ目の「心の理論」とは、他者に対して適切な反応をするために、相手が何を考えているかを推測する能力をいう。社会規範にかなった行動をとるうえでの指針となるため、善悪の判断をするには欠かせない能力と言える。7章で取り上げた「ミラーニューロン」と、眼窩前頭皮質、扁桃体の内側部、そして上側頭溝が、心の理論に伴うプロセスにかかわっていると考えられている。三つ目の抽象的な道徳思考を行なうときは、さまざまな脳内システムが関与しているのが脳画像から明らかになっている。

抽象的な道徳思考を研究する際は、難しい善悪の判断を迫る問題を被験者に提示する。いちばんよく使われるのが、前章で説明した列車の問題の変形だ。たとえば、路面電車が猛スピードで走ってきて、五人の人のほうに向かっている。被験者は、そのまま何もせずに五人を死なせるか、もっと身近な自ら手を下す選択肢として、自分の隣りに立っている人を線路に突き飛ばして電車に跳ねさせるかわりに五人を救うかのどちらかを選ばなくてはならない。

ほとんどの人は、隣りにいる人を突き飛ばしたりはしないと答える。そのくせ、五人を救うために、ポイントを切り替えるレバーを引いて電車を別の線路に向かわせ、その先で一人が死ぬという選択肢なら選ぶのだ。こういう直感的な反応はどこからくるのだろう？　この二つの答えが大勢の人から返ってくる原因は、脳にあるのだろうか。こうした反応は、進化の過程で磨きをかけられてきたのだろうか。

プリンストン大学の神経哲学者、ジョシュア・グリーンは、やはりよく使われるふたつの問題を被験者に提示して実験を行なっている。ひとつはこんな問題だ。買ったばかりの車に乗って走っているときに、道端にひとりの男性を見つける。男性は事故にあったらしく血まみれだ。病院に連れて行ってやれば命は助かるだろうが、車のなかが血だらけになってしまう。男性を置き去りにするのは、道徳上許される行為だろうか。もうひとつの問題では、別の状況が設定されている。手紙が送られてきて、そのなかに、一〇〇ドル送ってくれれば飢えた子供一〇人の命が助かると書かれていた。送金せずにいるのは許される行為だろうか。

グリーンのグループはこの二種類の問題を分析して、ある事実に気づいた。どちらの二者択一も表面上は似ている。何もしないで自分の利益を守るか、わずかな代価を払って人の命を救うかだ。だが、最初の筋書きでは目の前にいる人の命がかかわっているのに対し、二番目はそうではない。

先ほどの路面電車の問題のように、自分がじかに人命を左右する二者択一を考えるときのほうが、善悪の認知と感情にかかわる脳領域が活発に活動することがグリーンの研究からわかった。なぜか？　進化論の視点から見ると、人をその場で助けるのは有益な行為であるため、利他的な行動を感情と結びつける神経回路が長い年月のあいだに選択されたと考えられる。私たちが物事の善悪を本能的に感じるのは、進化の過程で選択された脳内プロセスによるものだ。人間に備わったその認知プロセスのおかげで、私たちはすばやく善悪の判断ができ、それが生存の可能性を高めている。目の前の人間を助けるような脳回路になっていれば、私たち全員が生存する確率が高まる。一〇〇ドル寄付する話の場合、遠くにいる相手への利他的行為は必要性が低い。視界から外れていれば、心からも外れる。差し迫ったものがないのだ。

ここで再び私たちは本題へと立ち戻る。善悪の真理は普遍の真理なのか、それとも単なる個人の直感、個人の意見にすぎないのか。善悪の判断を下しているとき、私たちは外にある真理を感じ取っているのか、それとも内なる姿勢を表出しているのか。新しい脳画像技術を用いた研究は、根本的な道徳上の難問に対して脳が答えていることを強く示唆している。そのとき得られる社会のあらゆるデータと、自己の生存にかかわる関心事と、これまで文化のなかで経験してきたことと、すべての人間に共通する基本的な気質のすべてが、誰もが持つ無意識のメカニズムに入力される。するとそこからひとつの反応が現れて、行動するように、あるいはしないようにと人を突き動かす。これこそが、ジェイムズ・Q・ウィルソンのいう道徳的衝動である。これが人間という種族を長期にわたってしっかりと結びつけ、私たちが自らを滅ぼすのを防いでいる。

前章で紹介したマーク・ハウザーは、人類共通の倫理の問題に取り組んできた。ハウザーはこう考えた。もしも善悪の判断が理性に基づく推論だとしたら、生まれ育った文化や年齢性別が違えば異なる反応を示してもよさそうなものだし、自分がなぜそう判断したのかをすぐに明快に説明できるはずだ、と。だが実際は、性別、年齢、文化にかかわらず、ほとんどの被験者が同じように反応し、同じような選択をした。しかも、これがいちばん重要なのだが、自分の選択の理由を明確に説明できた者はひとりもいなかった。つまり、道徳上の難問に答えるときには、全人類に共通する無意識のメカニズムが働いているように思える。ハウザーの調査に参加した回答者に理由を説明するよう求めたとき、理路整然とした答えは返ってこなかった。むしろ、解釈装置がそれらしき理屈をその場で捻り出したようにしか見えなかったのである。

本書でもたびたび触れてきたとおり、善悪の判断はほとんどが直感に基づいている。ひとつの状況や意見に接したとき、私たちはそれに対して何かを感じ、なぜそう感じたのかを説明する理屈を組み立てる。簡単に言えば、人間は状況に対して自動的に反応している。脳が反応を生み出しているのだ。その反応を感じたとき、私たちは自分が絶対の真実に従って反応していると信じるに至る。何が言いたいかというと、こうした善悪の観念は解釈装置によって、つまり脳によって形作られているのに、私たちはそれが絶対的に「正しい」ことを示す理屈を考え出すのだ。道徳律がこうやって作られるとみなすなら、私たちは大きな課題に直面することになる。前述のジョシュア・グリーンが指摘するように、「貧しい人々の苦境を気遣うことと、その気遣いが客観的に正しいと考えることは別の問題」だからである。[6] だが、どうやら結局はそれが正しいらしい。

私たちが、社会集団内の道徳律を作り上げるうえで生産的な役割を果たそうと努めているとき、脳はどういうわけか他者の心理状態に敏感になる。個人の生存にかかわるものとして広く認識されているメカニズムが、なぜか集団がかかわる場面でも使われて仕事をしているようだ。進化は個人ではなく集団を救う。集団を救えば個人も救われるかららしい。そのため、私たちは何らかの方法で無意識のうちに人の心を読むようになった。

心を読む方法

人はどうやって「心を読む」のだろうか。もっと具体的に言えば、他者の行動を予測したり、他者の行動の理由を説明したりするために、彼らが何を考えどんな気持ちでいるかをどうやって推測しているのだろうか。大きく分けるとふたつの仮説がある。ひとつは「模擬説」である。ごく簡単に言うと、相手の立場に立って、自分ならどうするかを考えることで相手の心を読んでいるとする説だ。これを実行するためには、想像力を使って「偽の」データを取り込み、その偽データを現実とは切り離しておく能力が必要となる。それができれば、特定の状況で自分ならどうするかを、実際には行動せずに想像だけすることができる。[7]

模擬説に対抗するのが、まるで同じ言葉の繰り返しのように聞こえる「理論説」だ。「人の行動を理解するのに用いられる心にかんする言葉や概念が、民間心理学に組み込まれることによって、他者の行動を確実に予測し、説明できるものになると、理論説では考える」[8]。民間心理学とは、他者の行動を推測し、評価するための、ひとまとまりの規則を指している。その規則を私たちが意識している必要はないし、規則を使っているという自覚すらいらない。規則はただそこにあるのだ。だが、その規則はどこからくるのか。ここに至って理論説は、グリーンが提起した問題に直面する。善悪の真理はどこからくるのか、生まれか育ちか、という問題だ。その規則を生まれながらに知っているのか、それとも規則はあたりに漂っていて、すぐに学べるようになっているのか。理論説を信じる人々のあいだでも、心の理論が生得のものか、学習で身につけるのかについては見方が分かれている。また、人間の脳内に「心の理論」専用モジュールがあるのか、あるいはもっと連続的な表象システムによって同じ結果を生み出しているのかについても意見は一致していない。理論説派に共通するのは、現実に私たちが心の理論に組み込まれた知識を使って他者の行動を判断していると考えている点だ。

一方、模擬説は、私たちが理論や知識や規則を使って人の行動を判断しているとの見方を否定し、「自分自身の心のプロセスを、操作可能な他者の心のひな型として扱っている」という立場をとる。人はYのような状況でXという行動をとりやすいと一般化する場合も、既存の知識だけをもとにそう判断するのではなく、心のプロセスをベースにしていると模擬説派は考える。「基本的な考え方はこうだ。私たちの脳が、自分自身の行動を導く際に使うメカニズムを、他者のモデルとして働かせることができれば、何が人々を動かしているのかについて一般化された情報を蓄えておく必要がない。他者にかわって自分が動いてみればよい[9]」

長く豊かな心理学研究の歴史から浮かび上がってきたのが、「共感に基づく利他主義説」である。これは、苦しんでいる人を見ると助けようとするのはなぜかを説明した仮説だ。人間は反射的に、無意識のうちに、相手の苦しみを自分の心のなかで模倣し、それを通して自分もつらい気持ちになる。観念としてではなく、本当につらくなる。私たちは他者の負の感情に感染する。そして、感染した自分自身の負の感情を軽減しようとして、何らかの行動を起こす。この考え方が正しいことは、数々の研究で裏づけられている。自分の感情を相手に向けることが、援助行動を促進するのだ。だから、人が実際に苦しんでいる姿を見るほうが、助ける行為を実行する確率は高くなる[10]。

アダム・スミスは、他者の気持ちが伝染することに気づいていて、一七五九年にこう記している。「誰かの手や足に一撃が加えられようとしているのを見ると、私たちは反射的に身を縮めたり、自分の手足を引っ込めたりする。そして、実際に一撃が加えられたとき、私たちは多少なりともそれを感じ、本人と同じように痛みを感じる。……神経が細やかで体が弱い人は、路上の物乞いが傷や爛《ただ》れをさらしているのを見ると、自分の体の同じ場所にうずくような落ち着かない感覚を覚えることが多いとこぼす[11]」

この考えの正しさは、いくつもの実験で確かめられている。かつてダートマス大学にいた心理学者のジョン・ランゼッタのグループは、人間が他者の触覚、味覚、痛み、恐怖、喜び、興奮に反応する際、自分自身の生理的反応にも似通ったパターンを示すことを何度も実証した。私たちは、相手と同じ感情を自分でも実際に感じる。[12] このように他者の苦痛に反応する傾向は、生得のものであるらしい。新生児でも同様であることが確認されているからだ。生後数日しかたっていなくても、ほかの赤ん坊がむずかって泣いていると、それに反応して泣き出すのである。[13]

以上の点をすべて勘案して、私は模擬説の主張が正しいと思う。脳神経科学の視点からすれば、ミラーニューロンが模擬説の裏づけになりそうだ。ミラーニューロンは、他者の行動を理解する役割を持つと考えられている。倫理上の問題から、人間のミラーニューロンの単一細胞活動を記録することはできないが、神経生理学の研究や脳スキャンを用いた実験からは、サルだけでなくヒトにもミラーニューロンが存在すると示唆されていて、他者の行動の理解に加えて行動の模倣も助けていると見られている。[14]

こうした社会的プロセスとも呼ぶべきものが神経生理学の見地からはじめて研究されたのは、一九五四年のことである。マルセイユ大学のアンリ・ガストーのグループが人間の被験者の脳波を測定したところ、被験者自身が何かの動作をするときだけでなく、人が動作をするのを見ているときにも脳波の反応が現れるのに気づいた。以来、ガストーの実験結果は、別の技術を用いた数多くの研究で確かめられている。たとえば、脳波測定より高度な脳磁図計測法や、非侵襲的方法で神経系を電気刺激する経頭蓋磁気刺激法（ＴＭＳ）などを使った研究だ。もっと最近にも重要な発見がなされた。他者の行為を観察しているとき、その行為を自分自身が実行してしまわないように脊髄が抑制しているのが明らかになったのである。「これにより大脳皮質の運動系は、本物の動きを発生させるリスクを冒すことなく、自由に他者の行為に『反応』できる」[15]。ミラーニューロンの発見者であるリゾラッティたちの指摘によれば、TMSを使った研究から総合的に判断すると、ミラーニューロン・システムは人間にも存在するうえ、サルのシステムとは決定的に違う点がありそうだという。人間のミラーニューロンは、目標を持って行なう運動だけでなく、曖昧なジェスチャーなどの意味のない動きも認識できるらしいのだ。

なぜこの点が重要かと言えば、それが動きを模倣するうえで必要な技能だからである。だとすれば、人間のミラーニューロン・システムは、模倣による学習を可能にする基盤と言えるかもしれない。

ミラーニューロン・システムによって活性化される複雑なネットワークを、脳画像から突き止めようとする研究も行なわれている。道徳思考の根底にある生物学的な仕組みを捜すうえで、これは重要な研究だ。他者の動作を観察しているときに脳のどの部分が活動するかがわかれば、脳が世界を理解する際に使うメカニズムを解明するための一歩となる。たとえば、本物の犬が吠えているのを見ると運動野と視覚野が活性化するのに、犬が吠える絵を見たときには視覚野しか反応しないとしたら、この二種類の状況から得た情報が異なる方法で処理されているだけでなく、その異なる処理が異なる心理的反応を引き起こしている可能性のあることがわかる。本物の犬が吠えているのを見て運動野も活性化するのなら、観察した動作がもっと深いところまで響く。絵を見ただけの場合は、そういうふうに「骨の髄まで」は染み込まないのだ。

私たちが新しい運動パターンを学習するとき、ミラーニューロン・システムを介してその運動を個々の基本的な動きに分解しているのではないか。また、ミラーニューロン・システムがその基本的な運動表象を活性化させると、それらが再結合されてひとつの運動として認識されるのではないか。リゾラッティはそう考えている。さらに彼は、かつて言語学者のロビン・アロットが説いたのと同じように、模倣と行動理解の役割を持つミラーニューロン・システムこそが、進化の過程における言語の前身だったと主張している。[16] 言い換えれば、人間は他者のジェスチャーを理解する段階から、抽象的に表現された意味、すなわち発話を理解する段階へと進化したのだ。この考え方は、手を使ったジェスチャーと口を使ったジェスチャーが人間では関連していることを示唆する研究で裏づけられている。

半側身体失認の患者（半身麻痺を否定する卒中患者）を対象にしたV・S・ラマチャンドランの研究からは、ヒトのミラーニューロンにもうひとつ重要な役割のあることがうかがえる。患者の一部が、自分の体の麻痺を認めなかっただけでなく、他者の明らかな麻痺をも否認することがわかったのだ。ラマチャンドランはこの原因を、ミラーニューロンに損傷を受けたためではないかと考えている。「まるで、他者の動きについて判断を下したいときは、かならず自分の脳で同じ動きを擬似体験しなければならないかのように思える。ミラーニューロンなしではそれができない[17]」。もしそうなら、やはりミラーニューロンは模擬説を支持しているようだ。脳は自分自身の経験だけでなく、他者が経験したことも感じるようにできているのである。

模擬説と理論説の対立は、人類共通の倫理が存在するか否かの問題に私たちを引き戻す。人間が生きる指針にしているらしき善悪の真理は、私たちとは切り離された独立したルールとして存在していて、人はそれを学び、それに従っているのだろうか。それともそのルールは、脳が自らに組み込まれたシステムを使って他者に共感し、それによって相手の行動を予測して、しかるべく対応した結果として生まれたものなのか。どちらが正しいにせよ、ひとつ確かなことがある。ルールは間違いなく存在するということだ。

したがって、私たちが捜し求めるべき人類共通の倫理とは、明確に定められて固定された真理ではなく、人間らしさに根差したものだと私は考える。状況に応じて決まり、感情の影響を受け、私たちの生存の可能性を高めるために作られた倫理だ。だからこそ、誰もが納得して従える絶対的な規則を作るのが難しいのである。しかし、道徳が集団の生存にかかわるものであって、状況に応じて変わりうること、また道徳が脳神経メカニズムによって生み出されていることを知れば、倫理問題にどう取り組めばいいかを決めるうえで役に立つ。それこそが脳神経倫理学の使命だ。脳が神経回路に基づいて物事に反応するという知識を利用することによって、特定の状況下において最大幸福——または最も論理的な解決策——をもたらす直感的な反応が、どのような前後関係で生まれたものかを明らかにし、その反応についてさまざまな角度から考えるのである。

私たちは、人類共通の倫理が存在するという立場に立って、その倫理を理解し、定義する努力をしなければならない。信じ難い考え方であるし、一見すると荒唐無稽にも思える。だが、ほかに手立てはない。世界について、また人間の経験の本質について、私たちが信じていることは実際には偏っている。また、私たちが拠り所にしてきたものは過去に作られた物語である。ある一面では、誰もがそれを知っている。しかしながら、人間は何かを、何らかの自然の秩序を信じたがる生き物だ。その秩序をどのように特徴づけるべきかを考える手助けをすることが、現代科学の務めである。

訳者あとがき

本書はマイケル・S・ガザニガ著、*The Ethical Brain*（Dana Press, 2005）の全訳である。ガザニガと言えば認知神経科学の第一人者として知られ、とくに分離脳患者の研究で有名だ。ガザニガ自身の著書（共著含む）も何冊か邦訳されているほか、脳や心についての本にはたびたびその研究が取り上げられている。いわば脳神経科学界の大御所と言っていい。そのガザニガが、自ら第一線でかかわってきた脳研究に倫理的・法的な視点から光を当て、さまざまな問題を提起したのが本書である。これまでの著書とは趣を変えて、誕生まもない「脳（神経）倫理学」を扱っている。

「はじめに」にもあるとおり、ガザニガが倫理問題に目を向けるきっかけとなったのは二〇〇一年に大統領生命倫理評議会メンバーに選ばれたことだ。二〇〇三年にはアメリカで「脳神経倫理学(neuroethics)」という新語が誕生する。もともとの定義は「人間の脳を治療することや、脳を強化することの是非を論じる哲学の一分野」であった。この定義でいくと、本書の第2部がまさに該当するし、「脳研究の成果を応用することの是非」と拡大解釈すれば本書の第3部も当てはまる。しかし、著者は「脳神経倫理学」の守備範囲をもっと広いものと位置づけている。「はじめに」から改めて引用すると、「病気、正常、死、生活習慣、生活哲学といった、人々の健康や幸福にかかわる問題を、土台となる脳メカニズムについての知識に基づいて考察する分野」であると定義していて、これが第

1部および第4部の議論と重なってくる。つまり本書は、一般的な定義による脳神経倫理学のテーマと、著者独自の定義による脳神経倫理学のテーマを合体させたものと言えるだろう。

著者も何度か触れているように、倫理問題を討議する場に現役の研究者が加わるケースは少ないようだ。たしかに、自分の研究分野を批評的な目で眺めるのは難しいのかもしれない。しかし、科学者本人が倫理問題を考える利点もある。その分野を熟知していること、何ができて何ができないかを冷静に把握していることだ。倫理学者は「問題の是非」にばかり注目したり、極論に走ったりする傾向にあって、その問題が実際に起きる可能性があるか否かをきちんと見極めていないとガザニガは非難する。したがって本書では、たんに倫理・法律面にかんする議論だけでなく、最新の脳研究の現状と今後の現実的な見通しを紹介することに十分なページ数を割いていて、そこが本書の大きな魅力のひとつともなっている。

倫理問題を考える必要があるということは、それだけ脳やゲノムの研究が目覚しい進歩を遂げていることの裏返しでもある。脳に作用して運動能力を高める薬。知能の高い遺伝子を持った受精卵の選別。利用者の感情を読むATM（現金自動預払機）。まるでSFの世界である。しかも、その世界がすぐそこまで来ていると、脳科学界の大御所が断言しているのだ。脳改造の是非や、脳のプライバシー侵害の是非が、けっして机上の空論ではなく現実的な問題となりつつあることが大きな説得力をもって迫ってくる。

余談になるがSFと言えば、はじめて本書の原書を読んだとき、SF作家のフィリップ・K・ディックが何度か頭をよぎった。まず1章の「ヒトはいつ人になるのか」というテーマで思い出したのが短編「まだ人間じゃない」(一九七四年)である。この作品の舞台となる未来社会では、高等数学の問題が解ける年齢に達しなければ人間とはみなされない。問題の解けない子供たちは、まだ人間ではないとして「生後堕胎」が認められている。荒唐無稽に聞こえるが、ヒトと人の境界線を決める絶対的な基準が存在しないことを鋭く突いている。7章では、最近映画化もされた短編「マイノリティ・リポート」(一九五六年)が思い浮かび、何の行動も起こさないうちから、可能性や傾向が探知されただけで罪を問われかねない未来が垣間見えた。(9章で、側頭葉てんかんが疑われる著名人リストにディックの名があげられていたのは興味深い符合である。)ディックの描いた未来に現実が追いついてきたというのは、かつてディックを愛読した者としては感慨深くもあり、また空恐ろしくもある。

脳科学の進歩は、もはや倫理的・法的な側面からの吟味を避けて通れないところまで来ている。それを、一般読者だけでなく次世代を担う研究者にも伝えたいとの願いが、ガザニガにこの本を書かせたようだ。そしてその背後には、人間がよりよく生きるために脳神経科学がどう役に立つのかという大きなテーマがあって、それが本書全体を貫いているように感じられる。とくに第4部で、自説である「左脳の解釈装置」説をベースに人類共存への道にまで思いを馳せているところに、そのテーマが如実に表れていると言えるのではないか。

アメリカでは、「脳神経倫理学」という新語が誕生するより前の二〇〇二年五月に、科学者、哲学者、医師、法律家などを集めて、脳研究と倫理の問題を考えるはじめての会議が開かれた。日本でも、二〇〇五年二月には第一回の「脳神経科学と倫理」ワークショップ《脳神経科学は新たな生命倫理を必要とするか?》(JST主催)が開催されている。今後、この分野はさらなる注目を集めていくことだろう。

本書ではすべての問いに答えが用意されているわけではない。ガザニガの意見がはっきりと述べられている章についても、読者は違う考えを抱くかもしれない。だが、それが著者の狙いでもあるのだ。ガザニガは「はじめに」で明確に述べている。本書は議論のための叩き台なのだと。本書を通じて、新たな視点から脳や脳研究を眺め、ここで提起された問題を読者ひとりひとりが考えてほしい。それがガザニガからのメッセージであるように思う。

最後になるが、本書を訳す機会を与えてくださった紀伊國屋書店出版部の水野寛さんに、この場を借りて心よりお礼を申し上げる。

二〇〇五年十二月二十日

梶山　あゆみ

原注

はじめに

（1） Safire, W. (2003) "The Risk That Failed," *New York Times*, July 10.

1章　胚はいつから人になるのか

（1） 本セクションにおける脳の発達についての記述は、別段の記載がないかぎり Nolte, J. (2002). "Development of the Nervous System," Chapter 2 を参考にしている。*The Human Brain : An Introduction to Its Functional Anatomy*, 5th ed. (St. Louis : Mosby) 所収。

（2） Craig, K. D., M. F. Whitfield, R. V. E. Grunau, J. Linton, and H. D. Hadjistavropoulos (1993). "Pain in the Preterm Neonate : Behavioural and Physiological Indices," *Pain* 52 : 287–299.

（3） Wijdicks, E. F. M., M. D. (2002). "Brain Death Worldwide : Accepted Fact but No Global Consensus in Diagnostic Criteria," *Neurology* 58 : 21–22.

2章　老いゆく脳

（1） President's Council on Bioethics (2003). *Beyond Therapy : Biotechnology and the Pursuit of Happiness* (Washington, D. C. : President's Council on Bioethics), p. 223.

（2） Terry, R. D., and R. Katzman (2001) "Life Span and Synapses : Will There Be a Primary Senile Dementia ?" *Neurobiology of Aging* 22 (3) : 347–348.

（3） Feldman, M. L., and A. Peters (1998). "Ballooning of Myelin Sheaths in Normally Aged Macaques," *Journal of Neurocytology* 27 (8) : 605–614.

（4） 同論文。

（5） Gallagher, M., and P. R. Rapp (1997). "The Use of Animal Models to Study and Effects of Aging on Cognition," *Annual Review of Psychology* 48 : 339–370.

（6） Jonides, J., C. Marshuetz, E. E. Smith, P. A. Reuter-Lorenz, R. A. Koeppe, and A. Hartley (2000). "Age Differences in Behavior and PET Activation Reveal Differences in Interference Resolution in Verbal Working Memory," *Journal of Cognitive Neuroscience* 12 (1) : 188–196.

（7） Gallagher, M., and P. R. Rapp (1997). "The Use of Animal Models to Study the Effects of Aging on Cognition."

（8） Whalley, L. (2001). *The Ageing Brain* (London : Weidenfeld & Nicolson). [邦訳『若々しい脳を保つ——老化制御と分子生物学』(赤木昭夫訳、産業図書)] Isacson, O., H. Seo, L. Lin, D. Albeck, and A. C. Granholm (2002). "Alzheimer's Disease and Down's Syndrome : Roles of APP, Trophic Factors and

ACh," *Trends in Neuroscience* 25 (2): 79-84 も参照のこと。
(9) Dresser, R. (1995). "Dworkin on Dementia: Elegant Theory, Questionable Policy," *Hasting Center Report* 25 (6): 32-38.
(10) 米ホロコースト博物館の2004年の展示、*Deadly Medicine, Creating the Master Race* より。

3章 よりよい脳は遺伝子から

(1) 大統領生命倫理評議会での Steven Pinker によるプレゼンテーション(2003年3月6日)のトランスクリプト、"Human Nature and Its Future" より。www.bioethics.gov/transcripts/march03/session3.html 参照。
(2) Nedivi, E., D. Hevroni, D. Naot, D. Israeli, and Y. Citri (1993). "Numerous Candidate Plasticity-Related Genes Revealed by Differential cDNA Cloning," *Nature* 363: 718-722.
(3) Sandel, M. J. (2004). "The Case Against Perfection: What's Wrong with Designer Children, Bionic Athletes, and Genetic Engineering," *Atlantic Monthly*, April, p. 58.
(4) 大統領生命倫理評議会での Francis Collins によるプレゼンテーションのトランスクリプト、"Genetic Enhancements: Current and Future Prospects," 2002 より。
(5) Turkheimer, E. (2000). "The Laws of Behaviour Genetics and What They Mean," *Current Directions in Psychological Science* 5: 160-164.
(6) Pinker, S. (2002). *The Blank Slate: The Modern Denial of Human Nature* (London: Penguin Press), pp. 372-399 参照。[邦訳『人間の本性を考える――心は「空白の石板」か』(山下篤子訳、日本放送出版協会)]
(7) Plomin, R. (1990). "The Role of Inheritance in Behaviour," *Science* 248 (4952): 183-248.
(8) Bouchard, T. J., Jr., and M. McGue (1981). "Familial Studies of Intelligence: A Review," *Science* 212 (4498): 1055-1059; Plomin, R. (1990). "The Role of Inheritance in Behaviour" も参照のこと。
(9) Plomin, R. (1988). "The Nature and Nurture of Cognitive Abilities," in *Advances in the Psychology of Human Intelligence*, R. Sternberg, ed. (Hillsdale, N. J.: Erlbaum), vol. 4 pp. 1-33.
(10) McCartney, K., M. J. Harris, and F. Bernieri (1990). "Growing Up and Growing Apart: A Developmental Meta-analysis of Twin Studies," *Psychological Bulletin* 10 (2): 226-237; McGue, M., T. J. Bouchard, Jr., W. G. Iacono, and D. T. Lykken (1993). "Behavioral Genetics of Cognitive Ability: A Life-Span Perspective." *Nature, Nurture, and Psychology*, R. Plomin and G. E. McClearn, eds. (Washington, D. C.: American Psychological Association), pp. 59-76 所収、および Plomin, R. (1986). *Development, Genetics, and Psychology* (Hillsdale, N. J.:

Erlbaum).

(11) Plomin, R. (1997). "Identifying Genes for Cognitive Abilities and Disabilities." *Intelligence ; Heredity and Environment*, R. J. Sternberg and E. L. Grigorenko, eds. (New York : Cambridge University Press), pp. 89–104 所収。

(12) Darwin, C. (1871). *The Descent of Man and Selection in Relation to Sex* (London : Murray). [邦訳『人間の進化と性淘汰』(長谷川眞理子訳、文一総合出版)]

(13) Bouchard, T. J., Jr. (1994). "Genes, Environment and Personality," *Science* 264 : 1700–1701.

(14) Gottesman, I. I., and J. Shields (1982). *Schizophrenia : The Epigenetic Puzzle* (Cambridge : Cambridge University Press). [邦訳『分裂病の遺伝と環境』(南光進一郎訳、東京大学出版会)]

(15) Rice, J., T. Reich, N. C. Andreasen, J. Endicott, M. VanEerdewegh, R. Fishman, R. M. Hirschfeld, and G. L. Klerman (1987). "The Familial Transmission of Bipolar Illness," *Archives of General Psychiatry* 44 (5) : 441–447.

(16) Lesch, K.-P., D. Bengel, A. Heils, S. Z. Sabol, B. D. Greenberg, S. Petri, J. Benjamin, C. R. Muller, D. H. Hamer, and D. L. Murphy (1996). "Association of Anxiety-Related Traits with a Polymorphism in the Serotonin Transporter Gene Regulatory Region," *Science* 274 : 1527–1531.

(17) 注（1）参照。

(18) Turkheimer, E. (2000). "The Laws of Behaviour Genetics and What They Mean."

(19) Kosof, A. (1996). *Living in Two Worlds : The Immigrant Children's Experience* (New York : Twenty–First Century Books). Pinker, S. (2002). *The Blank Slate* 内の引用より。

(20) Harris, J. (1998). *The Nurture Assumption* (New York : Free Press). [邦訳『子育ての大誤解——子どもの性格を決定するものは何か』(石田理恵訳、早川書房)]

(21) Turkheimer, E., and M. Waldron (2000). "Nonshared Environment : A Theoretical, Methodological, and Quantitative Review," *Psychological Bulletin* 126 : 78–108.

(22) Plomin and Daniels. 同論文内の引用より。

(23) 注（1）参照。

(24) 大統領生命倫理評議会に提出された性別選択にかんする研究報告書 "Thinking about sex selection" (2002) より。http://bioethics.gov/background/background2.html 参照。

(25) Sandel, M. J. (2004). "The Case Against Perfection."

(26) 同論文内の引用より。

4章 脳を鍛える

(1) Sergeant, D. C. (1969). "Experimental Investigation of Absolute Pitch," *Journal of Research in Musical Education* 17 : 135-143. Baharloo, S., P. A. Johnston, S. K. Service, J. Gitschier, and N. B. Freimer (1998). "Absolute Pitch : An Approach for Identification of Genetic and Nongenetic Components," *American Journal of Human Genetics* 62 : 224-231 も参照のこと。

(2) Baharloo, S., S. K. Service, N. Risch, J. Gitschier, and N. B. Freimer (2000). "Familial Aggregation of Absolute Pitch," *American Journal of Human Genetics* 67 : 755-758.

(3) Montgomery, H. E., R. Marshall, H. Hemingway, S. Myerson, P. Clarkson, C. Dollery, M. Hayward, D. E. Holliman, M. Jubb, M. World, E. L. Thomas, A. E. Brynes, N. Saeed, M. Barnard, J. D. Bell, K. Prasad, M. Rayson, P. J. Talmus, and S. E. Humphries (1998). "Human Gene for Physical Performance," *Nature* 393 (21) : 221. 同論文では、アンジオテンシン変換酵素(ACE)遺伝子が運動能力と関連していると報告している。とくに、ACE 遺伝子が挿入多型のホモ接合型(I/I)の場合には、筋肉の毛細血管密度と心拍出量が多く、持久力が高い可能性があるという。

並外れた持久力を持つ高山登山家には、I/I 型が多くて D/D 型(欠失多型のホモ接合型)は少ない。ACE 遺伝子型は、新兵を対象にした米陸軍の総合体力プログラムにおいて、兵士がどんな成績を収めるかを予測する指標にもなる。研究によると、D/D 型の持ち主は、トレーニングについていけなかった兵士と一致した。また、I/I 型の兵士は、D/D 型の兵士より11倍も持久力が向上した。Gayagay, G., B. Yu, B. Hambly, T. Boston, A. Hahn, D. Celermajer, and R. Trent (1998). "Elite Endurance Athletes and the ACE I Allele――The Role of Genes in Athletic Performance," *Human Genetics* 103 : 43-50 を参照のこと。同論文からは、ACE 遺伝子の挿入多型(I)が、高い心血管機能を示す遺伝子マーカーになりうることがうかがえる(ボート競技のオーストラリア代表選手64人の DNA と、一般人の DNA の比較研究によって裏づけられている)。

(4) Pascual-Leone, A. (2001). "The Brain That Plays Music and Is Changed by It," *Annals of the New York Academy of Sciences* 930 : 316-329.

(5) Pantev, C., A. Engelien, V. Candia, and T. Elbert (2001). "Representational Cortex in Musicians : Plastic Alterations in Response to Musical Practice," *Annals of the New York Academy of Scjences* 930 : 300-314.

(6) Elbert, T., C. Pantev, C. Weinbruch, B. Rockstroh, and E. Taub (1995). "Increased Cortical Representation of the Fingers of the Left Hand in String Players," *Science* 270 : 305-307.

(7) Pantev, C., A. Engelien, V. Handia, and T. Elbert (2001). "Representational Cortex in Musicians : Plastic Alterations in Response to Musical Practice."

(8) Tervaniemi, M. (2001). "Musical Sound Processing in the Human Brain: Evidence from Electric and Magnetic Recordings," *Annals of the New York Academy of Sciences* 930: 259–272.

(9) Schlaug, G., L. Jäncke, Y. Huang, and H. Steinmetz (1995). "In Vivo Evidence of Structural Brain Asymmetry in Musicians," *Science* 267: 699–701.

(10) Jäncke, L., G. Schlaug, and H. Steinmetz (1997). "Hand Skill Asymmetry in Professional Musicians," *Brain and Cognition* 34: 424–432.

(11) Pascual-Leone, A., D. Nguyet, L. G. Cohen, J. P. Brasil-Neto, A. Cammarota, and M. Hallett (1995). "Modulation of Muscle Responses Evoked by Transcranial Magnetic Stimulation During the Acquisition of New Fine Motor Skills," *Journal of Neurophysiology* 74: 1037–1045. Karni, A., G. Meyer, P. Jezzard, M. M. Adams, R. Turner, and L. G. Ungerleider (1995). "Functional MRI Evidence for Adult Motor Cortex Plasticity During Motor Skill Learning," *Nature* 337: 155–158 も参照のこと。

(12) Classen, J., J. Liepert, S. Wise, M. Hallett, and L. G. Cohen (1998). "Rapid Plasticity of Human Cortical Movement Representation Induced by Practice," *Journal of Neurophysiology* 79: 1117–1123.

(13) Ziemann, U., W. Muellbacher, M. Hallett, and L. Cohen (2001). "Modulation of Practice-Dependent Plasticity in Human Motor Cortex," *Brain* 124: 1171–1181. Ziemann たちはこのことを示すため、有志の被験者の手に局所神経ブロックを施して、実験的に GABA を減少させた(下膊部に45分間止血帯をして手への血流と神経活動を制限し、運動野に正常な信号を送れないようにすることにより、運動野を GABA の抑制作用から免れさせる)。GABA 濃度を高める際には、特殊な薬剤(ロラゼパム)を投与して、GABA 受容体が GABA 分子と結合しやすくした。脳活動の変化は TMS で測定した。

5章 脳を薬で賢くする

(1) 「ヌートロピクス」という言葉は、ベルギーの研究者 Corneliu E. Giurgea による1972年の造語である。Giurgea, C. (1972). "Vers une pharmacologie de l'activité integrative du cerveau: Tentative du concept nootrope en psychopharmacologie," *Actual Pharmacol* (Paris) 25: 115–156 参照。

(2) 詳細については、Hall, S. S. (2003). "The Quest for a Smart Pill," *Scientific American* 289 (3): 54 を参照のこと。[邦訳『日経サイエンス』2003年12月号「頭の良くなる薬をつくる」]

(3) Rose, S. P. R. (2002). "'Smart Drugs': Do They Work? Are They Ethical? Will They Be Legal?" *Neuroscience* 3: 975–979.

(4) Hall, S. S. (2003). "The Quest for a Smart Pill."

(5) Tang, Y. P., et al. (1999). "Enhancement of Learning and Memory in Mice,"

Nature 401 : 63–69.

(6) Yesavage, J. A., M. S. Mumenthaler, J. L. Taylor, L. Friedman, R. O'Hara, J. Sheik, J. Tinklenberg, and P. J. Whitehouse (2002). "Donepezil and Flight Simulator Performance : Effects on Retention of Complex Skills," *Neurology* 59 (1) : 123–125.

(7) Rose, S. P. R. (2002). "'Smart Drugs.'"

(8) Gardner, H. (2000).*Intelligence Reformed : Multiple Intelligences for the 21st Century* (New York : Basic Books).

(9) Spearman, C. (1904). "'General Intelligence' Objectively Determined and Measured," *American Journal of Phychology* 15 : 201–293.

(10) Deary, I. J. (2001). "Human Intelligence Differences : A Recent History," *Trends in Cognitive Sciences* 5 (3) : 127–130.

(11) Chorney, M. J., K. Chorney, N. Seese, M. J. Owen, P. McGuffin, J. Daniels, L. A. Thompson, D. K. Determan, C. P. Benbow, D. Lubinski, T. C. Eley, and R. Plomin (1998). "A Quantitative Trait Locus (QTL) Associated with Cognitive Ability in Children," *Psychological Science* 9 : 159–166.

(12) 残り6パーセントには脳脊髄液と脳内血管が含まれる。

(13) Thompson, P., T. C. Cannon, and A. W. Toga (2002). "Mapping Genetic Influences on Human Brain Structure," *Annals of Medicine* 34 : 523–536. 知能の50パーセントが遺伝によるものだとしたら、残り50パーセントは環境などの要因によるものということになる。この環境要因については、あまり多くのことがわかっていない。しかし、早い時期から教育を受けさせて文字を読ませることが重要ではないかと言われている。また、家庭内暴力や幼児虐待は知能に悪影響を及ぼし、平均して IQ が8ポイント低下することが明らかになっている。詳細については、Koenen, K. C., T. E. Moffitt, A. Caspi, A. Taylor, and S. Purcell (2003). "Domestic Violence Is Associated with Environmental Suppression of IQ in Young Children," *Developmental Psychopathology* 15 (2) : 297–311 を参照のこと。

(14) Thompson, P. M., T. D. Cannon, K. L. Narr, T. van Erp, V.-P. Poutanen, M. Huttunen, J. Lonnqvist, K.-G. Standertskjold-Nordenstam, J. Kaprio, M. Khaledy, R. Dail, C. I. Zoumalanand, and A. W. Toga (2001). "Genetic Influences on Brain Structure," *Nature Neuroscience* 4 (12) : 1253–1258.

(15) Duncan, J., R. J. Seitz, J. Kolodny, D. Bor, H. Herzog, A. Ahmed, F. N. Newell, and H. Emslie (2000). "A Neural Basis for General Intelligence," *Science* 289 : 457–460.

(16) Sternberg, R. J. (2000). "Cognition : The Holey Grail of General Intelligence," *Science* 289 : 399–401. また、もっと最近に行なわれた同様の研究 (Wilke, M., J.-H. Sohn, A. W. Byars, and S. K. Holland [2003]. "Bright Spots : Correlations of Gray Matter Volume with IQ in a Normal Pediatric Population,"

NeuroImage 20：202-215）によると、脳全体の灰白質の量とIQの相関関係は見られたが、個別の部位の灰白質の量とIQの相関が確認されたのは、前帯状皮質（やはり前頭葉だが別の部位）だけだった。
(17) 左脳のブロードマン39野。
(18) Diamond, M. C., A. B. Scheibel, G. M. Murphy, Jr., and T. Harvey (1985). "On the Brain of a Scientist : Albert Einstein," *Experimental Neurology* 88 (1) : 198-204. Duncan, J. , H. Emslie, P. Williams, R. Johnson, and C. Freer (1996). "Intelligence and the Frontal Lobe : The Organization of Goal-Directed Behavior," *Cognitive Psychology* 30 (3) : 257-303 も参照のこと。
(19) White, N. S., M. T. Alkire, and R. J. Haier (2003). "A Voxel-Based Morphometric Study of Nondemented Adults with Down Syndrome," *NeuroImage* 20 (1) : 393-403.
(20) Rose, S. P. R. (2002). "Smart Drugs."'

6章　私の脳がやらせたのだ

(1) Gazzaniga, M. S., and M. S. Steven (2004). "Free Will in the 21st Century : A Discussion of Neuroscience and the Law." *Neuroscience and the Law*, B. Garland, ed. (New York : Dana Press) 所収に手を加えたもの。
(2) Gould, S. J. (1997). *Ever Since Darwin* (New York : W. W. Norton). [邦訳『ダーウィン以来――進化論への招待』(浦本昌紀・寺田鴻訳、早川書房)]
(3) Dennett, D. C. (2003). *Freedom Evolves* (New York : Viking Press), p. 157. [邦訳『自由は進化する』(山形浩生訳、NTT 出版)]
(4) 概要については Libet, B. (1991). "Conscious vs Neural Time," *Nature* 352 (6330): 27-28 を参照のこと。
(5) Dennett, D. C. (2003). *Freedom Evolves*, p. 228.
(6) Libet, B. (1999). "Do We Have Free Will ?" *Journal of Consciousness Studies* 6 (8-9) : 45.
(7) Lock, J. (1690). An Essay Concerning Human Understanding, Book II, Chapter XXI, paragraph 47 参照。[邦訳『人間悟性論』(加藤卯一郎訳、岩波書店)]
(8) Ramachandran, V. (1998).Quoted in "The Zombie Within" *New Scientist*, September 5, 1998.
(9) Gazzaniga, M. S., and J. E. LeDoux (1978). *The Integrated Mind* (New York : Plenum). [邦訳『二つの脳と一つの心――左右の半球と認知』柏原恵龍ほか訳、ミネルヴァ書房]
(10) 反社会性人格障害の診断基準については、*Diagnostic and Statistical Manual of Mental Disorders*, 4th ed. (1994). (Washington, D. C. : American Psychiatric Association) を参照のこと。[邦訳『DSM-IV 精神疾患の診断・統計マニュアル』(高橋三郎・大野裕・染矢俊幸訳、医学書院)]
(11) Nolte, J. (2002). *The Human Brain : An Introduction to Its Functional Anatomy,*

5th ed. (St. Louis : Mosby), pp. 548-549.
(12) Harlow, H. M. (1868). "Recovery from the Passage of an Iron Bar Through the Head," *Massachusetts Medical Society Publication* 2 : 327.
(13) 再現の詳細については、Damasio H., T. Grabowski, R. Frank, A. M. Galaburda, and A. R. Damasio (1994). "The Return of Phineas Gage : Clues About the Brain from the Skull of a Famous Patient," *Science* 264 (5162) : 1102-1105 を参照のこと。
(14) Damasio, A. R. (2000). "A Neural Basis for Sociopathy," *Archives of General Psychiatry* 57 : 128.
(15) この研究結果に異議を唱える者は、Raine et al. (Raine, A., T. Lencz, S. Bihrle, L. LaCasse, and P. Colletti [2000]. "Reduced Prefrontal Gray Matter Volume and Reduced Autonomic Activity in Antisocial Personality Disorder," *Archives of General Psychiatry* 57 : 119-127) が対照群によって本当に薬物異存の影響を排除できたのかを疑問視しており、「APD と [薬物使用] の組み合わせには前頭前野の容積減少との関連が見られる」という程度の慎重な結論に留めるべきではないかと述べている。この批判意見の詳細については、Seifritz, E., K. M. Dursteler-MacFarland, and R. Stohler (2001). "Is Prefrontal Cortex Thinning Specific for Antisocial Personality Disorder?" *Archives of General Psychiatry* 58 : 402 (Raine, A., et al. [2000] [前出] に対する論評)を参照。批判への反論については、Bigler, E. D., A. Raine, L. LaCasse, and P. Colletti (2001). "Frontal Lobe Pathology and Antisocial Personality Disorder," *Archives of General Psychiatry* 58 : 609-611 を参照のこと。
(16) Bigler, E. D., et al. (2001). "Frontal Lobe Pathology and Antisocial Personality Disorder."
(17) Ayer, A. J. (1954). "Freedom and Necessity." *Philosophical Essays*, A. J. Ayer, ed. (London : Macmillan) 所収。
(18) Waldbauer, E. R., and M. S. Gazzaniga (2001). "The Divergence of Neuroscience and Law," *Jurimetrics* 4 : 357 (Symposium Issue).
(19) 同論文。

7章 反社会的な思想とプライバシーの権利

(1) Rizzolatti, G., L. Fogassi, and V. Gallese (2001). "Neurophysiological Mechanisms Underlying the Understanding and Imitation of Action," *Nature Reviews Neuroscience* 2 : 661-670.
(2) Phelps, E. A., K. J. O'Connor, W. A. Cunningham, E. S. Funayama, J. C. Gatenby, J. C. Gore, and M. R. Banaji (2000). "Performance on Indirect Measures of Race Evaluation Predicts Amygdala Activation," *Journal of Cognitive Neuroscience* 12 (5) : 729-738.

(3) Greely, H. (2002). Neuroscience Future Conference, Royal Institution of Great Britain.
(4) Kurzban, R., J. Tooby, and L. Cosmides (2001). "Can Race Be Erased? Coalitional Computation and Social Categorization," *Proceedings of the National Academy of Sciences* 98 (26): 15387-15392 の参考文献 10-15 を参照のこと。
(5) 同論文 p. 15387.
(6) Trivers, R. (2000). "The Elements of a Scientific Theory of Self-Deception," *Annals of the New York Academy of Sciences* 907: 114-131.
(7) Mele, D. (1997). "Real Self-Deception," *Behavioral Brain Science* 20: 91-136.
(8) Feder, B. (2001). "Truth and Justice, By the Blip of a Brain Wave," *New York Times*, 9 October 参照。
(9) Wen, P. (2001). "Scientists Eyeing High-Tech Upgrade for Lie Detectors" *Boston Globe*, 16 June による。
(10) Feder, B. (2001). "Truth and Justice, By the Blip of a Brain Wave" 参照。
(11) www.brainwavescience.com/pressreleaseadmissibility102.htm 参照。
(12) www.skirsch.com/politics/plane/ultimate.htm 参照。
(13) www.skirsch.com/politics/plane/endorsers.htm の Dr. Howard L. Simon の言葉を参照のこと。
(14) Sententia, W. (2001). "Brain Fingerprinting: Databodies to Databrains," *Journal of Cognitive Liberty* 2 (3): 31-46.
(15) www.cognitiveliberty.org/issues/mental_surveillance.htm 参照。
(16) Wen, P. (2001). "Scientists Eyeing High-Tech Upgrade for Lie Detectors" による。
(17) Mercer, B., "Can Computers Read Your Mind?" Tech Live, TechTV による。www.1msc.usc.edu/press/pdfs/techtv_ncr_5_oznew. pdf にトランスクリプトあり。
(18) 同上。
(19) 合衆国憲法修正第一条。条文は www.archives.gov/national_archives_experience/charters/bill_of_rights.html を参照。
(20) *Abood v. Detroit Board of Education*, 431 US 209 (1977).「修正第一条の中心にある考え方は、個人が自分の信じたいことを自由に信じてよいこと、また、自由な社会における個人の信念は、国家による強制ではなく自らの精神と良心によって形作られるべきことである……」
(21) Theodore Olsen, Solicitor General, et al. が最高裁に提出した準備書面 (No. 02-566425)より。www.cognitiveliberty.org/news/sell_ussc_merits.htm 参照。
(22) Annas, G. J. (2004). "Forcible Medication for Courtroom Competence—The Case of Charles Sell," Legal Issues in Medicine, *New England Journal of Medicine* 350: 2297-2301.

8章　脳には正確な自伝が書けない

（1）Shih, M., N. Ambady, and T. Pittinsky (1999). "Stereotype Susceptibility: Identity Salience and Shifts in Quantitative Performance," *Psychological Science* 10: 80–83; and M. Shih, N. Ambady, J. A. Richeson, K. Fujita, and H. M. Gray (2002). "Stereotype Performance Boosts: The Impact of Self-Relevance and the Manner of Stereotype Activation," *Journal of Personality and Social Psychology* 83: 638–647.

（2）Westbury, C., and D. C. Dennett (2000). "Mining the Past to Construct the Future: Memory and Belief as Forms of Knowledge." *Memory, Brain, and Belief*, D. L. Schacter and E. Scarry, eds. (Cambridge, Mass.: Harvard University Press), p. 13 所収。

（3）Schacter, D. L. (2001). *The Seven Sins of Memory: How the Mind Forgets and Remembers* (Boston: Houghton Mifflin), p. 91.［邦訳『なぜ、「あれ」が思い出せなくなるのか――記憶と脳の７つの謎』（春日井晶子訳、日本経済新聞社）］

（4）Loftus, E. (2003). "Our Changeable Memories: Legal and Practical Implications," *Nature Neuroscience* 4: 231–234.

（5）Schacter, D. L. (2001). *The Seven Sins of Memory*, p. 92.

（6）Neisser, U., and N. Harsch (1992). "Phantom Flashbulbs: False Recollections of Hearing the News about Challenger." *Affect and Accuracy in Recall: Studies of "Flashbulb Memories,"* E. Winograd and U. Neisser, eds. (Cambridge: Cambridge University Press), pp. 9–31 所収。

（7）同論文。

（8）Schacter, D. L. (2001). *The Seven Sins of Memory*, p. 62ff.

（9）同書 p. 75.

（10）Anderson, M. C., and B. A. Spellman (1995). "On the Status of Inhibitory Mechanisms in Cognition: Memory Retrieval As a Model Case," *Psychological Review* 102 (1): 68–100.

（11）Koutstaal, W., D. L. Schacter, M. K. Johnson, and L. Galluccio (1999). "Facilitation and Impairment of Event Memory Produced by Photograph Review," *Memory and Cognition* 27 (3): 478–493.

（12）Bell, B. E., and E. F. Loftus (1989). "Trivial Persuasion in the Courtroom: The Power of (a Few) Minor Details," *Journal of Personality and Social Psychology* 56 (5): 669–679.

（13）Koriat, A., M. Goldsmith, and A. Pansky (2000). "Toward a Psychology of Memory Accuracy," *Annual Review of Psychology* 51: 481–537.

（14）Begg I. M., R. K. Robertson, V. Grupposo, A. Anas, and P. R. Needham (1996) "The Illusory Knowledge Effect" *Journal of Memory and Learning and Language* 35: 410–433.

(15)　詳細については、Koriat, A., et al.（2000）." Toward a Psychology of Memory Accuracy" および Roediger, H. L., and K. B. McDermott（2000）, " Tricks of Memory," *Current Directions in Psychological Science* 9, 123-127 を参照。DRM 法を解説した原論文は、Roediger, H. L. and K. B. McDermott（1995）, " Creating False Memories : Remembering Words Not Presented in Lists," *Journal of Experimental Psychology : Learning, Memory, & Cognition* 21 : 803-814 および Deese, J.（1959）" On the Prediction of Occurrence of Particular Verbal Intrusions in Immediate Recall," *Journal of Experimental Psychology* 58, 17-22 を参照。

(16)　統計は、Schacter, D. L.（2001）. *The Seven Sins of Memory*, p. 92 より。

(17)　Foley, M. A., and H. J. Foley（1998）. " A Study of Face Identification : Are People Looking Beyond Disguises ?" *Memory Distortions and Their Prevention*, M. J. Intons-Peterson and D. L. Best, eds.（Mahwah, N. J. : Erlbaum）, p. 30 所収。

(18)　同書 p. 32.

(19)　同様の研究については、同書 p. 211 を参照。この研究では、暗示的な質問をされた被験者が、実際には存在しない飛行機墜落映像を見たのを思い出した。

(20)　Koriat, A., et al.（2000）. " Toward a Psychology of Memory Accuracy," p. 504.

(21)　Schacter, D. L.（2001）. *The Seven Sins of Memory*, p. 147.

(22)　Allport, G. W.（1954）. *The Nature of Prejudice*（Cambridge, Mass. : Addison-Wesley）, p. 21.［邦訳『偏見の心理』（原谷達夫・野村昭訳、培風館）］

(23)　Banaji, M. R. and R. Bhaskar（2000）. " Implicit Stereotypes and Memory : The Bounded Rationality of Social Beliefs" も参照のこと。*Memory, Brain, and Belief*, p. 150ff 所収。

(24)　同書 p. 151.

(25)　Conway, M. A., S. J. Anderson, S. F. Larsen, C. M. Donnelly, M. A. Daniel, A. G. McClelland, R. E. Rawles, and R. H. Logie（1994）. " The Formation of Flashbulb Memories," *Memory and Cognition* 22（3）: 326-343. Guy, S. C., and L. Cahill（1999）. " The Role of Overt Rehearsal in Enhanced Conscious Memory for Emotional Events," *Consciousness and Cognition* 8（1）: 114-122 も参照のこと。

(26)　Norman, K. A., and D. L. Schacter（1997）. " False Recognition in Younger and Older Adults : Exploring the Characteristics of Illusory Memories," *Memory and Cognition* 25 : 838-848.

(27)　" Gray Matters : Memory and the Brain"（2000）, p. 18. Dana Alliance for Brain Initiatives が Public Radio International 向けに制作した番組。www.dana.org/books/radiotv/gm_1297. cfm にトランスクリプトあり。

(28)　ほかに強く活性化していた領域は、左右の下頭頂皮質と右脳の上頭頂皮質だった。McDermott K. B., T. C. Jones, S. E. Petersen, S. K. Lageman, and H. L. Roediger III（2000）. "Retrieval Success Is Accompanied by Enhanced Activa-

tion in Anterior Prefrontal Cortex During Recognition Memory : An Event-Related fMRI Study," *Journal of Cognitive Neuroscience* 12 (6) : 965-976 を参照のこと。
(29) Loftus, E. (2003). "Our Changeable Memories," p. 233.
(30) Westbury, C., and D. C. Dennett (2000). "Mining the Past to Construct the Future," p. 13.

9章 信じたがる脳

(1) Dunbar, K. (1999). "How Scientists Build Models : In Vivo Science As a Window on the Scientific Mind." *Model-Based Reasoning in Scientific Discovery*, L. Magnani, N. Nersessian, and P. Thagard, eds. (New York : Plenum), pp. 89-98 所収。
(2) 同書。
(3) Gazzaniga, M. S., and J. E. LeDoux (1978). *The Integrated Mind* (New York : Plenum) ; Gazzaniga, M. S. (1989). "Organization of the Human Brain," *Science* 245 : 947-952 ; Gazzaniga, M. S. (1998). *The Mind's Past* (Berkeley : University of California Press) ; Gazzaniga, M. S. (2000). "Cerebral Specialization and Interhemispheric Communication : Does the Corpus Callosum Enable the Human Condition ?" *Brain* 123 : 1293-1326. Michael Shermer は著書 *How We Believe* のなかで、人間の脳には「信念エンジン」が存在し、それが世界観の形成を助けているとの仮説を立てている。「信念エンジン」が具体的にどこにあるかは明示されていないが、この見解は「左脳の解釈装置」にかかわる発見とも合致している。
(4) Gazzaniga, M. S. (2000). "Cerebral Specialization and Interhemispheric Communication."
(5) McHugh, P. (2004). "Zygote and 'Clonote' : The Ethical Use of Embryonic Stem Cells," *New England Journal of Medicine* 351 : 209-211.
(6) Shermer, M. (2000). *How We Believe : The Search for God in an Age of Science* (New York : W. H. Freeman).
(7) Barrett, D. B., G. T. Kurian, and T. M. Johnson (2001). *World Christian Encyclopedia : A Comparative Survey of Churches and Religions in the Modern World*, 2d ed. (Oxford : Oxford University Press).
(8) Lester, T. (2002). "Oh, Gods !" *Atlantic Monthly*, February, pp. 37-45.
(9) moral. wjh. harvard. edu/より許可を得て転載。
(10) Lester, T. (2002). "Oh, Gods !"
(11) 2002年2月8日付け Atlantic Online の Toby Lester へのインタビュー記事。www.theatlantic.com/doc/prem/200202u/int2002-02-08 参照。
(12) Wilson, D. S. (2002). *Darwin's Cathedral : Evolution, Religion, and the Nature of Society* (Chicago : University of Chicago Press).

(13) Boyer, P. (2000). "Functional Origins of Religious Concepts: Ontological and Stategic Selection in Evolved Minds," *Journal of Royal Anthropological Institute* 6: 195–214.

(14) LaPlante, E. (1993). *Seized* (New York: HarperCollins).

(15) LaPlante, E. (1998). "The Riddle of TLE: A Hard-to-Diagnose Malady Causing Bizarre Behavior May Be Curable!" *Atlantic Monthly*, November, p. 30ff.

(16) Geschwind, N. (1977). "Behavioral Changes in Temporal Lobe Epilepsy," *Archives of Neurology* 340: 453.

(17) LaPlante, E. (1993). *Seized.*

(18) 同書。

(19) 同書。ゴッホの側頭葉てんかんの症状にかんする記述はすべて、この非常に読みやすく魅力的な本から取っている。

(20) 新約聖書「コリントの信徒への手紙二」。同書 p. 122 の引用より。

(21) Newberg, A., A. Alavi, M. Baim, M. Pourdehnad, J. Santanna, and E. d'Aquili (2001). "The Measurement of Regional Cerebral Blood Flow During the Complex Cognitive Task of Meditation: A Preliminary SPECT Study," *Psychiatry Research* 106 (2): 113–122.

(22) Newberg, A., M. Pourdehnad, A. Alavi, and E. G. d'Aquili (2003). "Cerebral Blood Flow During Meditative Prayer: Preliminary Findings and Methodological Issues," *Perceptual Motor Skills* 97 (2): 625–630.

(23) Azari, N. P., et al. (2001). "Neural Correlates of Religious Experience," *European Journal of Neuroscience* 13: 1649–1652.

(24) 側頭葉てんかん患者の事例 (LaPlante, E. [1993]. *Seized*) および V. S. Ramachandran による1997年の脳神経科学学会での講演より。

(25) Blackwood, N. J., R. J. Howard, D. H. Ffytche, A. Simmons, R. P. Bentall, and R. M. Murray (2000). "Imaging Attentional and Attributional Bias: An fMRI Approach to the Paranoid Delusion," *Psychological Medicine* 30 (4): 873–883.

(26) Bentall, R. P. (2000). "Hallucinations." *Varieties of Anomalous Experience*, E. Cardeña, S. J. Lynn, and S. Krippner, eds. (Washington, D. C.: American Psychological Association) 所収。Begley, S. (2001). "Religion and the Brain," *Newsweek*, May 7, pp. 50–57 のなかでも言及されている。

(27) Hill, D. R., and M. A. Persinger (2003). "Application of Transcerebral, Weak (1 microT) Complex Magnetic Fields and Mystical Experiences: Are They Generated by Field-Induced Dimethyltryptamine Release from the Pineal Organ?" *Perceptual Motor Skills* 97 (3 Pt. 2): 1049–1050.

(28) Blanke, O., S. Ortigue, T. Landis, and M. Seeck (2002). "Stimulating Illusory Own-Body Perceptions," *Nature* 19 (6904): 269–270.

10章　人類共通の倫理に向けて

（1）　Wilson, J. Q. (1993). *The Moral Sense* (New York : Free Press), p. 26.
（2）　同書 p. xii.
（3）　同書 p. 18.
（4）　Casebeer, W. D. (2003). "Moral Cognition and Its Neural Constituents," *Nature Reviews Neuroscience* 4 : 840-848.
（5）　同論文。
（6）　Greene, Joshua (2003) "From Neural 'Is' To Moral 'Ought' : What Are The Moral Implications of Neuroscientific Moral Psychology ? ", *Nature Reviews Neuroscience*, Vol. 4 847-850.
（7）　Gallese, V., and A. Goldman (1998). "Mirror Neurons and the Simulation Theory of Mind-Reading," *Trends in Cognitive Sciences* 2 : 493-501 ; Goldman, A. (1989). "Interpretation Psychologized," *Mind and Language* 4 : 104-119.
（8）　同論文。
（9）　Gordon, R. www.umsl.edu/~philo/Mind_Seminar/New%20Pages/subject. html 参照。
（10）　Batson, C. D., and J. S. Coke (1981). "Empathy : A Source of Altruistic Motivation for Helping." *Altruism and Helping Behavior : Social Personality and Developmental* Perspectives, J. P. Rushton and R. M. Sorrentino, eds. (Hillsdale, N. J. : Erlbaum), pp. 167-211 所収。Cialdini, R. B., S. L. Brown, B. P. Lewis, C. Luce, and S. L. Neuberg (1997). "Reinterpreting the Empathy-Altruism Relationship : When One into One Equals Oneness," *Journal of Personality and Social Psychology* 73 : 481-494 および Hoffman, M. L. (2000). *Empathy and Moral Development : Implications for Caring and Justice* (New York : Cambridge University Press)［邦訳『共感と道徳性の発達心理学――思いやりと正義のかかわりで』菊池章夫・二宮克美訳、川島書店)］も参照のこと。
（11）　Hatfield, E., J. T. Caccioppo, and R. L. Rapson (1994). *Emotional Contagion* (New York : Cambridge University Press), p. 17.
（12）　Lanzetta, J. T., and B. G. Englis (1989). "Expectations of Cooperation and Competition and Their Effects on Observers' Vicarious Emotional Responses," *Journal of Personality and Social Psychology* 56 : 543-554.
（13）　Simner, M. L. (1971). "Newborn's Response to the Cry of Another Infant," *Developmental Psychology* 5 : 136-150.
（14）　Rizzolatti, G., and L. Craighero (2004). "The Mirror Neuron System," *Annual Reviews in Neuroscience* 27 : 169-192.
（15）　同論文内に引用された、Baldissera, F., P. Cavallari, L. Craighero, and L. Fadiga (2001). "Modulation of Spinal Excitability During Observation of Hand Actions in Humans," *European Journal of Neuroscience* 13 : 190-194 より。
（16）　Allot, R. (1991). "The Motor Theory of Language." *Studies in Language*

Origins, vol. 2, W. von Raffler-Enel, J. Wind, and A. Jonker, eds.（Amsterdam : John Benjamins）, pp. 123-157 所収。

（17） Ramachandran, V. S. " Mirror Neurons and Imitation Learning as the Driving Force Behind' the Great Leap Forward' in Human Evolution," *Third Edge*. www.edge.org/3rd_culture/ramachandran/ramachandran_p1.html 参照。

著　者

Michael S. Gazzaniga

ダートマス大学卒業（1961年）、カリフォルニア工科大学心理生物学で Ph.D（1964年）。現在、ダートマス大学のデイヴィッド・T・マクラフリン特別教授で、同大学認知神経科学センター長。2001年より大統領生命倫理評議会のメンバーを務める。米国芸術科学アカデミー会員。左脳と右脳の研究で世界的に知られる。邦訳された著書に『〈わたし〉はどこにあるのか』（紀伊國屋書店）、『右脳と左脳を見つけた男』『社会的脳』（以上、青土社）、『人間らしさとはなにか？』（インターシフト）、『二つの脳と一つの心』（ミネルヴァ書房）ほかがある。

訳　者

梶山《かじやま》　あゆみ

東京都立大学人文学部卒業。翻訳家。訳書にスティーヴ・シャンキン『原爆を盗め！』、レスリー・デンディ他『自分の体で実験したい』、ハナ・ホームズ『小さな塵の大きな不思議』（以上、紀伊國屋書店）、ピーター・ウォード他『生物はなぜ誕生したのか』（河出書房新社）、マイク・ブラウン『冥王星を殺したのは私です』（飛鳥新社）、チップ・ウォルター『この6つのおかげでヒトは進化した』（早川書房）、デイヴィッド・ウォルマン『「左利き」は天才？』（日本経済新聞社）などがある。

脳のなかの倫理
——脳倫理学序説

2006年2月2日　第1刷発行
2016年11月7日　第6刷発行

発行所　株式会社　紀伊國屋書店
東京都新宿区新宿3—17—7
出版部（編集）電話03（6910）0508
ホールセール部（営業）電話03（6910）0519
東京都目黒区下目黒3—7—10
郵便番号　153-8504

ISBN978-4-314-00999-7 C0040
Printed in Japan
定価は外装に表示してあります
Translation Copyright © 2006 Ayumi Kajiyama

装幀　芦澤泰偉

印刷・製本　中央精版印刷

紀伊國屋書店

〈わたし〉はどこにあるのか
ガザニガ脳科学講義
マイケル・S・ガザニガ
藤井留美訳
脳科学の歩みを振り返りつつ、自由意志と決定論、社会と責任、倫理と法など、自身が直面してきた難題の現在と展望を第一人者が総括する。
四六判／304頁・本体価格2000円

暴力の解剖学
神経犯罪学への招待
エイドリアン・レイン
高橋 洋訳
暴力的な性格と、脳や遺伝、環境との関係を徹底的に分析する画期的研究の全貌を、実際の凶悪事件を例にとりながら、第一人者が平易に解説。
四六判／640頁・本体価格3500円

その〈脳科学〉にご用心
脳画像で心はわかるのか
サリー・サテル、S・O・リリエンフェルド
柴田裕之訳
マーケティングや法廷における脳科学の濫用と、蔓延する神経中心主義に警鐘を鳴らす。脳科学リテラシーを身につけるために最適な一冊。
四六判／332頁・本体価格2000円

意識と脳
思考はいかにコード化されるか
スタニスラス・ドゥアンヌ
高橋 洋訳
意識の解明は夢物語ではない——認知神経科学の世界的研究者が、膨大な実験をもとに究極の謎に挑んだ野心的論考。
四六判／472頁・本体価格2700円

ユーザーイリュージョン
意識という幻想
T・ノーレットランダーシュ
柴田裕之訳
脳は私たちを欺いていた。意識は錯覚にすぎなかった。最新の科学の成果を駆使して人間の心に迫り、意識という存在の欺瞞性を暴いた力作。
四六判／568頁・本体価格4200円

神々の沈黙
意識の誕生と文明の興亡
ジュリアン・ジェインズ
柴田裕之訳
人類が意識を持つ前の人間像を初めて示し、豊富な文献と古代遺跡の分析から、「意識の誕生」をめぐる壮大な仮説を提唱する。
四六判／636頁・本体価格3200円